위대한 의학사

위대한 의학사

이재담의 에피소드 의학사 ❷

의학사를 빛낸 위대한 의사들

이재담

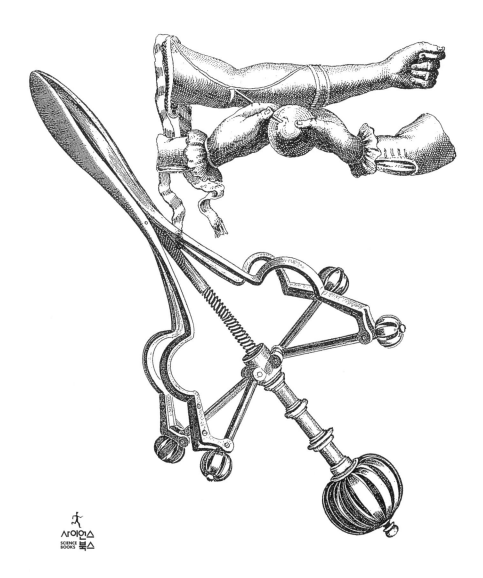

사이언스북스
SCIENCE BOOKS

위대한 의학 연구자들과

그들과 함께 의학 발전에 기여했던 모든 환자들께 바칩니다.

인생은 짧고 의술은 길다.

기회는 금방 지나가고 경험은 믿을 수 없으며

판단은 어렵다.

— 히포크라테스의 『격언집』에서

머리말

"역사는 진보를 위한 과거와 현재 간의 끊임없는 대화"라는 에드워드 핼릿 카(Edward Hallett Carr, 1892~1982년)의 말처럼 우리는 역사를 통해 과거의 성공과 실패를 거울삼아 시행 착오를 줄이는 통찰력을 키울 수 있다. 의학사 연구자들은 역사가 의사가 되는 데에는 크게 중요하지 않을지라도, '좋은' 의사가 되기 위해서는 꼭 필요한 분야라고 말한다. 의사 국가 시험에는 질병에 대한 지식이 중요하지만, 좋은 의사가 되려면 인간에 대한 이해와 스스로 생각하는 능력, 즉 기존 지식이나 관습에 대한 비판적인 시각을 키우는 것이 필요하다는 말이다.

의학 교육자들은 예전부터 이러한 점을 잘 알고 있었다. 1909년 미국 의과 대학 협회(Association of American Medical Colleges, AAMC) 회장이던 엘리 헤르 롱(Eli Herr Long, 1860~1949년)은 "현재의 미국 의학 교육에서 가장 부족한 점은 학생들이 스스로 생각하고 판단하는 능력을 가지도록 하는 데 실패했다는 것이다."라면서 의학 교육이 "백과사전적 지식만을 가진 졸업생보다는 스스로 생각할 줄 아는, 분별력을 갖춘 졸업생을 만들어야 한다."라고 강조했다. 즉 한 세기 이상 전 미국 의학 교육의 목표는 '의학 지식과 함께 환자의 의학적 및 정서적 상태를 충분히 이해하는, 생각하는 의사'를 길러 내는 것이었다고 할 수 있다.

이런 경향은 현재에도 여전히 유효하다. 지난 세기 과학 지식이 엄청나게 증가했고, 혁명적인 학설과 다양한 치료법이 발전하면서 교과목이 양적으로 팽창했으며, 넘쳐나는 지식을 따라잡기 위한 기계적 암기가 강조되다 보니 자연히 인간에 대한 관심이 저하되는 경향이 나타나고 있다. 즉 숙달해야 하는 기술적 부분이 너무 많아져서 학생들이 질병의 사회적, 정신적 양상을 배우고 개념화할 시간이 절대적으로 부족해진 것이다.

많은 문명에서 의사 양성이 도제식 교육으로 이루어져 왔고 의료의 특성상 의사가 환자의 생명을 담보로 전통적 관습에 반하는 새로운 치료를 시행하기가 어려운 점도 후배 의사들이 선배의 경험적 의학을 맹목적으로 답습하게 하는 요인 중 하나였다. 이러한 전통은 멀리는 점성술이나 주문에 의존하던 고대 의학부터 가까이는 과학적인 현대 의학에 이르기까지 끊임없이 이어지고 있다. 20세기 들어 최초로 현대적인 내과학 교과서를 집필한 의사이며 의학 교육자였던 캐나다의 윌리엄 오슬러(William Osler, 1849~1919년)는 "우리 의사들은 언제나 단순하고 남을 쉽게 믿는 인종이다! 우리는 갈레노스를 1,500년 동안, 그리고 히포크라테스를 2,000년 이상 맹목적으로 믿지 않았던가?" 라는 한탄으로 의사들이 보수적이며 비판적 사고에 익숙하지 않은 집단 임을 나타내고 있다.

의학의 역사를 되돌아보면 지난 수천 년 동안 인류가 얼마나 많은 시행 착오를 범해 왔는지 놀라지 않을 수가 없다. 데이비드 우튼(David Wootton, 1952년~)은 『의학의 진실(*Bad Medicine*)』에서 히포크라테스(Hippocrates, 기원전 460~370년) 이래의 무익한 치료가 1865년까지 계속되었다며 이 시점까지는 의사들이 환자에게 도움을 주기는커녕 해악을 끼쳤을 뿐이었다고 주장했다. 의사들이 히포크라테스와 클라우디우스 갈레노스(Claudius Galenus, 130~210년)가 수천 년 전에 정해 놓은 지침에 따라 툭하면 피를 뽑아 댔기에 많은 환자가 피해를 보았다는 것이다. 그는 그 이유로 의사들이 자연 치유를 치료로 가장하고 위약(placebo) 효과를 치료로 생각했으며, 질병이 아닌 환자만을 보는 의사의 경향과 전통에 순응하며 문화 및 통계적 검증에 보이는 저항을 들었다. 즉 의사들이 과거의 지식이나 관습적 치료를 비판적으로 평가하는 능력이 부족했기 때문이라는 것이다.

현대 의학은 이러한 수구적 전통에도 불구하고 질병으로 고통받는 환자를 위해 더 좋은 치료법을 애써 추구했던 몇몇 선구자의 노력과 업적이 쌓이며 오늘날과 같은 모습으로 발전할 수 있었다. 미국의 의사학자 리처드 슈라이옥(Richard Shryock, 1893~1972년)은 『근대 의학의 발전(*The Development of Modern Medicine*)』에서 의학이 과학이 되기 위해서는 첫째 국소 병리학이 발전해야 하고, 둘째로는 약물을 성분으로 정제해 사용해야 하며, 세 번째로 임상 통계학을 도입해 치료법을 검증해야 했다며 이 세 가지 조건을 만족하는 최초의 시기가 19세기 초 프랑스의 병원 의학이었다고 주장하고 있다. 르네상스 이후 의학은 인체 구조를 해명하고, 각 장기가 어떤 기능을 하는지를 파악하고, 기능이 장애를 입었을 때 구조에 어떤 변화가 오는가를 밝힘으로써 발전해 왔는데, 각각의 학문, 즉 해부학, 생리학, 병리 해부학이 확립되면서 근대적 질병의 개념이 생겨났고 이를 근거로 진단술이 발전했다는 것이다.

19세기 중반에 이르면 의사들이 이제까지의 관습적인 치료가 효과가 없고 오히려 환자에게 해악을 끼칠 수도 있겠다는 생각을 어렴풋이 가지게 된다. 당시의 선구적인 의사들은 질병을 분류하고 진단하는 데까지는 이르렀으나 새로운 치료 방법을 찾지 못하는 '치료 허무주의'에 빠져 있었다. 이즈음 돌파구를 연 것이 루이 파스퇴르(Louis Pasteur, 1822~1895년) 등이 발전시킨 미생물학이었다. 앞서 우튼이 1865년이라는 연도를 특정한 것은 그 해에 조지프 리스터(Joseph Lister, 1827~1912년)가 세균이 수술 상처에 들어가지 못하게 예방하는 방법을 고안해 마차 바퀴에 치인 소년의 다리를 절단하지 않고 수술하는 데 성공했기 때문이다. 그 후 이미 세균에 감염된 상태를 회복시키는 방법들로 항독소를 이용한 혈청 요법이 개발되고 살바르산(salvarsan), 설파제(sulfa drugs), 페니실린(penicillin)에 이르는 화학 요법이 발전함으로써 드디어 의사들이 질병의 원인을 알고 그에 대처하는 방법을 개발해 환자를 고치기 시작했던 것이다.

나는 이러한 과정, 즉 올바른 지식이 없는 상태로 환자를 진료하며 무수한 희생자를 만들어 내던 시대로부터 환자를 고치지는 못했지만 무슨 이유로 아픈지는 알아 갔던 의학자들의 시대, 그리고 마침내 질병의 원인을 밝혀내고 그 원인을 해결하는 선구자들의 시대까지 쉽고 재미있게 다루려고 노력했다. 당초에는 의학사의 뒷이야기들을 재미있게 소개하는 데 중점을 두었으나, (약간은 재미가 덜할 법도 하지만) 정통적인 의학사도 쉽게 풀어서 설명하고 독자가 읽다 보면 자연스럽게 의학사의 흐름을 이해하는 그러한 대중적인 저술이 되었으면 하는 바람에서 이미 널리 알려진 이야기도 다루게 되었다.

이 책에 실린 짤막한 글들은 20여 년 전부터 신문이나 잡지, 방송 등 다양한 매체에 발표했던 것이라 형식이나 내용 면에서 일관성이 없어 보이는 점이 마음에 걸리지만, 출판사의 조언으로 의학 발전에 공헌한 위대한 연구자들 이야기, 그에 대조되는 특이한 환자나 엉터리 의사들 이야기, 그리고 황당한 민간 요법이나 전 세계적인 의료 재앙 등을 각각 따로 묶어 내게 되었다.

각각의 에세이들의 출처는 단행본에서 발췌 번역한 경우가 있는가 하면, 논문을 축약해 옮긴 경우도 있고, 저자의 책에서 일부를 따서 옮긴 경우도 있으며, 외국 신문이나 의학 저널에서 발췌한 경우 등등 다양하다. 실은 2005년에 100여 개의 에세이를 모아 『간추린 의학의 역사』라는 단행본을 출판한 바 있는데 이번에는 기존 글에 더 많은 에피소드를 더하면서 정확한 근거를 밝히는 작업을 병행했다.

그 과정에서 간혹 전작의 오류를 수정한 부분도 있는데, 저자가 왕년에 잠시 방문했던 하버드 의과 대학 카운트웨이 도서관에서 복사해 온 옛 영문 서적을 주로 참고했기에 자료나 그 정확성에 제한이 있었던 것 같다. 이번에는 아마존이나 구글, 위키피디아 같은 인터넷 검색 기능의 발달로 여러 관련 논문과 자료를 비교할 수 있어 작업에 큰 도움이 되었음을 밝혀 두고 싶다.

요즘에는 과거와는 비교할 수도 없는 엄청난 양의 의학 정보가 매일 쏟아지고 있기에 인터넷에서 일반인들이 필요한 의학 논문을 찾아보는 일도 그리 어렵지 않다. 그러나 대량의 정보 중에는 진실된 것과 그렇지 않은 것들이 뒤섞여 있어 전문가라고 하더라도 판단이 애매할 때가 있다. 하물며 전문 의학 지식을 갖추지 않은 일반인에게 그 판단은 더욱 어려울 수밖에 없다. 이 정보들을 이해하고 정확하게 판단하며 올바른 방향을 찾아 나아가기 위한 통찰력이 보통 사람에게도 필요한 시대가 된 것이다.

그런 면에서 의학사는 의학이 발전하는 과정에서 일어났던 사례를 돌아보는 기회를 제공해 사람들이 그 흐름 속에서 자신에게 현재 또는 앞으로 필요한 정보를 선별하는 힘을 기르게 하는 학문이다. 그런데 역사는 역사가가 기록한 것이므로 역사가의 생각 또는 역사가가 살았던 시대의 가치관을 내포할 수밖에 없다. 역사를 해석하기 위해서는 이러한 배경을 염두에 두고 역사가의 기록을 객관적으로 이해해야 하는데 여기에 필요한 것이 바로 (100년 이상 전에 윌리엄 오슬러나 미국 의과 대학 협회장이 강조했던) 자신의 건전한 가치관에 바탕을 두고 학설이나 자료를 다양한 관점에서 균형 있게 해석하는 비판적 시각이라고 하겠다. 모쪼록 이 책이 독자 여러분께 의학에 대한 비판적인 시각을 양성하고 의학 전반에 관한 통찰력을 얻는 데 조금이나마 도움이 되었으면 좋겠다.

'무서운', '위대한', '이상한'이라는 3개의 키워드를 통해 의학의 역사에 입체적으로 접근해 보는 이 3부작 중 두 번째 책인 『위대한 의학사』는 의학사에 빛나는 이름을 남긴 이들과 그들이 이룩한 성취를 짧은 에피소드 형식으로 구성했다. 수많은 역경과 좌절, 시행착오를 이겨 내며 사람의 목숨을 구한다는 타협할 수 없는 목표에 한 걸음씩 다가가는 기적 같은 이야기들을, 이 책에서 경험할 수 있을 것이다.

끝으로 이 책을 출판할 수 있게 도와주신 ㈜사이언스북스 식구들에게 감사드린다. 또 이 원고를 쓰는 계기를 마련해 주셨던 조선일보, 문화일보, 아산 재단, KBS, MBC 방송국의 관계자 여러분과 동료 교수들, 그리고 사랑하는 아내와 두 딸에게 감사의 뜻을 표하는 바이다.

2020년 여름을 앞두고
풍납동 연구실에서
이재담

차례

3부

위대한
의사

4부

위대한
의료

이재담의 에피소드 의학사 ❶

1권 무서운 의학사

1부 무서운 병

2부 무서운 사람들

3부 무서운 의사

4부 무서운 의료

이재담의 에피소드 의학사 ❸

3권 이상한 의학사

1부 이상한 병

2부 이상한 약

3부 이상한 의사

4부 이상한 의료

1부
위대한 약

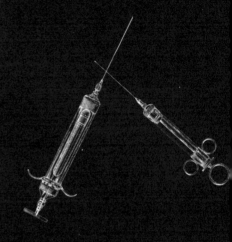

에를리히는 1910년 수년에 걸친 시행착오 끝에 매독 치료약
아르스페나민을 개발했다. 현미경으로 매독균을 관찰하면서 매독균에 잘
결합하는 염료 중에서 균을 죽이는 물질을 찾은 것인데, 실패를 거듭하다
606번째로 합성한 비소 화합물에서 드디어 효과가 나타났기에 그들은
상표명을 '세상을 구원하는 비소'라는 뜻의 살바르산(Salvarsan) 606으로
명명했다. —「시행착오의 승리」에서

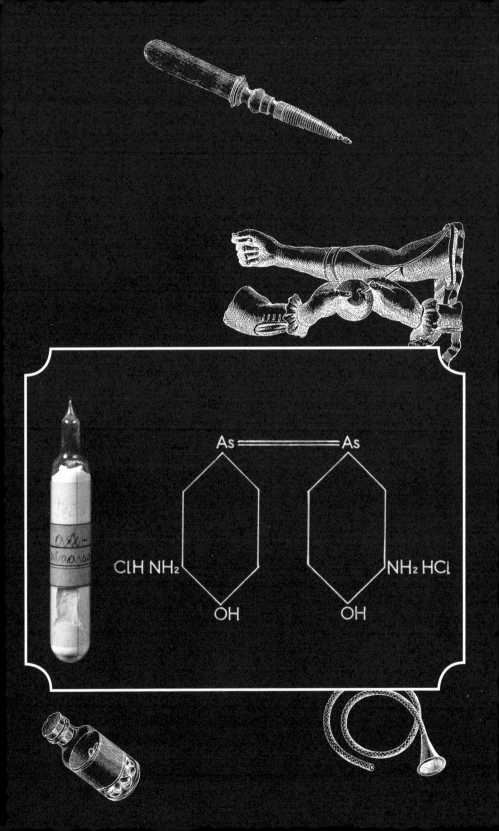

1장

고대인의 지혜

선사 문명의 약물들

역사상 최초로 약재를 체계적으로 정리한 사람은 기원전 3200년경에 살았다는 고대 중국의 신 신농(神農)이라고 한다. 신농은 세상의 모든 식물을 몸소 먹어 본 후 먹을 수 있는 것과 그렇지 않은 것을 구별해 인류에게 가르쳐 주었다고 전해지는, 인간의 몸에 소 같은 뿔이 난 머리를 가진 전설 속 인물이다. 그의 이름이 붙은 기원전 200년경의 『신농본초경(神農本草經)』은 약재를 365가지로 분류해, 그중 120가지는 해가 없고, 120가지는 약간 독성이 있으며, 나머지 125가지는 독성이 심해 장기 복용에 적합하지 않다고 기록했다.

아시리아 인도 기원전 1900년부터 만들어진 것으로 보이는 660개의 점토판에 1,000종류가 넘는 약초를 기술했지만, 고대 약물에 관해 가장 많은 정보가 담긴 기록은 이집트의 에버스 파피루스이다.

1862년 고고학자 게오르크 에버스(Georg Ebers, 1837~1898년)가 어떤 이집트 부자에게 샀다는 이 파피루스는 원래 테베의 무덤에서 발견된 미라의 무릎 사이에 놓여 있던 것으로, 폭 30센티미터에 길이가 2미터에 이를 정도로 보존 상태가 상당히 좋은 의학 문서이다. 여기에 기록된 800여 가지 처방 중에는 장 청소에는 피마자기름이나 맥주를 먹이고, 다뇨증 어린이에게는 오래된 책을 기름에 끓여 몸에 바르라는 등 다양한 치료법이 기술되어 있다. (그래도 병이 낫지 않으면 주문을 외워서 치료했다.) 미용에 관한 구절도 있는데 탈모 방지에는 사자, 하마, 악어, 고양이, 뱀, 염소의 기름을 섞어 바르고, 얼굴 주름을 없애려면 향료, 왁스, 신선한 올리브 기름 등을 역시 신선한 우유에 섞어 6일간 얼굴에 바르라고 지시하고 있다. 끝부분에는 쥐가 옷을 갉아먹는 일을 방지하려면 고양이 기름을 여기저기에 바르라는 구절도 보인다.

이와 같은 약물 치료를 지금 관점에서 보면 황당무계한 부분이 적지 않지만, 고대인의 경험에서 우러난 천연 약물 중에는 현대까지 사용되는 것들도 많다. 그중에서도 세계적으로 가장 애용된 약물로는 아편이 꼽힌다. 수메르 인은 기원전 4000년경에 이미 아편을 사용했는데, 급성 복통을 일으킨 어린이 환자에게 권하는 베스 파피루의 처방에도 모르핀(morphine)이 들어 있었다. 그리스 신화에서 양귀비는 꿈의 신 모르페우스, 잠의 신 히프노스, 죽음의 신 타나토스에 바쳐지는 꽃으로 나오며 이는 복용량에 따라 아편이 어떤 효과를 내는지를 정확히 이해하고 있다고 볼 수 있다.

한편, 현대의 수술 중에 저혈압 증상을 예방하는 승압제로 쓰

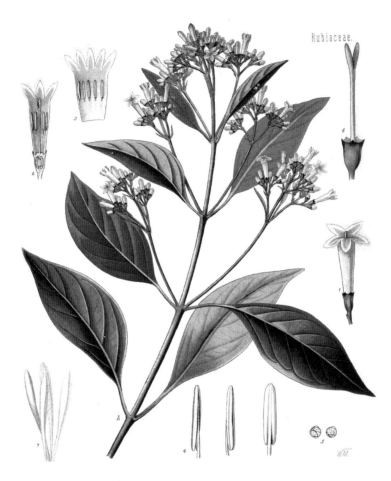

1887년에 그려진 기나나무 그림.

이는 에페드린(ephedrine)은 5,000년 전부터 중국에서 천식이나 기관 지염 등에 쓰던 식물인 마황(*ephedra*)으로부터 분리되었다. 인도와 아 메리카 원주민은 이와 비슷한 용도로 로벨린(lobeline)**1)** 성분이 포함된 식물을 썼다. 또 인도에 자생하는 뱀나무(*Rauvofia serpantina*)는 두통, 불안, 또는 뱀에 물렸을 때 뿌리를 사용한다고 알려져 왔는데, 그 성분이 고혈압 치료에 쓸 수 있는 레세르핀(reserpine)이라는 것이 밝혀졌다. 그 밖에 원시 마법 의사를 비롯해 의료 관계자가 수천 년 전부터 살인, 마법, 치료 등 갖가지 용도에 용량을 조절해 썼던 흰독말풀(*Datura metel*)에서는 아트로핀(atropine) 성분이 분리되었으며, 국소 마취에 쓰는 코카인(cocaine)의 원료인 코카나무(*Erythroxylum coca*) 잎은 원래 남아메리카 상류 계층 원주민의 기호품이었다.

끝으로, 의학사의 한 장면을 장식한 특기할 만한 천연물로는 기나나무(*Cinchona*)가 있다. 기나나무 껍질은 중앙아메리카 원주민이 열병을 치료할 때 쓰던 약이었는데 선교사를 통해 유럽에 전해졌다. 열이 나는 병은 모두 같다고 생각해 말라리아 환자도 피를 뽑기만 하던 당시 유럽 의료계는 이 약의 효능에 큰 충격을 받았다. 선진 문명을 자부하던 유럽 의사에게 "미개한 인디언"의 치료약이 말라리아를 고친다는 사실은 도저히 믿기 어려운 일이었을 것이다. 이 기나나무 껍질, 즉 키니네(kinine)에 의한 말라리아 치료는 열병에도 여러 종류가 있으며 각각의 병마다 적합한 치료법이 따로 존재한다는 사실을 증명해 히포크라테스 이래의 체액설에 심대한 타격을 가하는 한편, 근대 의학의 질병 분류와 치료법에 새로운 개념을 도입하는 계기가 되었다.

2장

잠의 신을 소환하다

모르핀의 합성

독일 베스트팔렌 지방의 마을 약국 견습생이었던 프리드리히 제르튀르너(Friedrich Sertürner, 1783~1841년)가 아편을 연구하기 시작한 것은 1803년으로 그의 나이 20세 때의 일이었다. 그가 아편에 관심을 가졌던 이유는 주로 진통제로 쓰인 이 약물이 품질에 편차가 있다는 문제 때문이었다. 그는 아편 속 특정 성분이 진통 효과를 낸다는 가설을 세우고, 만약 이를 순수하게 분리해 농축한다면 효과가 일정하면서 더 강력한 약물을 얻을 수 있으리라고 기대했다. 수년간 시행착오를 거듭하며 끈기 있게 실험을 진행한 제르튀르너는 결국 아편의 한 가지 성분을 결정체로 분리하는 데 성공했다. 그는 이 물질을 그리스 신화에 나오는 잠의 신, 모르페우스의 이름을 빌려 모르핀이라고 명명했다.

제르튀르너는 약물의 효능을 조사하기 위해 동물 실험을 계속했는데 주로 생쥐나 떠돌이 개가 대상이었다. 모르핀이 든 음식을 먹이면 곧 잠이 드는 것으로 보아 이 물질에 수면 유도 작용이 있는 것은 확실했다. 다음은 사람에게 약효를 알아볼 차례였다. 제르튀르너는 애초에 스스로 이 약을 시험할 생각이었지만, 더 많은 자료를 위해 친구 3명에게 협력을 요청했다. 친구들은 실험 동물 중 몇 마리가 영영 잠에서 깨어나지 않았다는 설명을 듣고 망설였지만, 안전을 위해 투약량을 극도로 줄이고 자신도 실험에 참여하겠다는 제르튀르너의 열성 어린 설득에 넘어가고 말았다. 이들은 모두 17세의 소년이었다.

어느 날 제르튀르너와 친구들은 용액에 녹인 모르핀 0.5그레인(0.0324그램)을 마셨다. 곧 얼굴이 화끈해지고 열이 나는 것이 느껴졌다. 30분 후 다시 같은 양의 모르핀을 복용하자 열감이 증강되었고 어지럼증과 구토가 나타났다. 15분이 지난 후 그들은 또 모르핀 0.5그레인을 복용했다. 이번에는 4명 모두 예리한 복통을 느꼈고 정신이 몽롱해졌다. 반쯤 쓰러져 꿈속을 헤매던 제르튀르너와 친구들은 이러다 죽을지도 모른다는 생각에 미리 준비했던 구토 촉진제를 복용했다. 이날 세 사람은 무사히 정신을 차렸으나 한 명은 혼수 상태에 빠져 다음 날 아침에야 겨우 깨어날 수 있었다. 네 사람은 그 후 며칠 동안 구토, 식욕 부진, 두통 및 복통에 시달렸다. 그들이 복용한 모르핀은 오늘날 권장 용량의 10배가 넘는 위험한 것이었다.

이 실험으로 제르튀르너는 아편의 주요 효능이 모르핀 때문임을 증명했다. 그는 논문의 결론에서 "아편으로 가시지 않던 치통이 소량의 모르핀으로 사라졌다."라는 자신의 경험과 함께 "아편은 세상에서 가장 많이 사용되는 약물 중 하나이므로 의사들이 이 사실을 염두에 두기를 기대한다."라고 썼다.

　　당시에는 어떤 식물에서 원하는 성분만을 추출하기란 현실적으로 불가능하다고 여겼다. 하지만 제르튀르너는 별다른 특수 장비 없이 인내심을 가지고 꾸준히 따라 하기만 하면 되는 총 57단계의 단순한 과정으로 이 불가능을 가능케 했다. 그의 모르핀 분리 정제는 약제를 화학적 방법으로 분석한 최초의 사건이었으며 약물을 순수 성분으로 파악하는 현대적 약리학의 시발점이었다. 이를 계기로 이제까지 경험에 의존했던 약제 혼합물을 정제 물질로서 치료에 사용하는 과학적 의학 전통이 확립되었던 것이다.

3장

시행착오의 승리

매독 치료제 살바르산의 개발

독일 슐레지엔 슈트렐렌에서 태어난 파울 에를리히(Paul Ehrlich, 1854~1915년)는 브레슬라우[1] 의과 대학에서 공부했는데, 학창 시절의 그는 조직 염색에만 관심이 있는 유대 인 학생이었다고 한다. 조직 염색법 논문으로 학위를 받은 에를리히는 졸업 직후인 1878년 베를린의 프리드리히 프레릭스(Friedrich Frerichs, 1819~1885년)에게 초청을 받아 샤리테 병원의 조수로 근무하면서 각종 인체 조직의 염색법을 확립했다.

에를리히는 말초 혈액을 펴 바른 표본을 가열 건조시키는 고정법과 함께 백혈구를 세포 속에 나타나는 과립의 염색성에 따라 호산구, 호염기구, 호중구 등으로 분류하는 방법을 제안했는데 이것은 오늘날에도 사용된다. 예를 들어, 혈액 검사에서 호중구가 정상보다 증가하면 염증이 있다는 의미이고, 호산구가 증가하면 무언가에 알레르기가 있다고 해석하는데 이런 진단도 이 분류법 덕분에 가능해졌다.

그는 또 자신이 개선한 염색법으로 혈액 속 비만 세포[2]를 발견했고, 결핵균을 염색하는 방법 중 하나인 푹신염색을 개발하기도 하는 등 수많은 성공을 거두었는데 1885년에 관심 연구 분야가 다른 상사가 부임한 지 2년 후에 폐결핵에 걸려 샤리테 병원을 사임했다.[3]

휴양을 겸해 다녀온 이집트 여행으로 건강을 회복한 에를리히는 자기 방에 실험실을 차리고 세균성 질환에서 면역성을 향상시킬 방법을 연구했는데, 디프테리아균(*Corynebacterium diphtheriae*)의 항독소를 연구하며 면역의 개념을 정립했다. 그 후 그는 로베르트 코흐(Robert Koch, 1843~1910년)의 초청으로 간 감염병 연구소에서 혈청 요법을 시행하는 책임을 맡았고 다시 혈청 시험 및 혈청학적 연구를 위한 국립 연구소의 책임자가 되어 종전보다 효과가 강력한 디프테리아 항혈청을 개발했다.[4]

1899년 프랑크푸르트에 설립된 국립 실험 치료 연구소의 책임을 맡은 에를리히는 생체 분자와 화학 물질 사이에 특이적 결합이 존재할 수 있다는 측쇄설(側鎖說, sidechain theory)을 근거로, 병균에는 독이 되지만 인체에는 해롭지 않은 물질을 개발하는 연구에 몰두했다.[5] 그는 원래 화학에 조예가 깊었고 당시는 염색용 염료가 처음으로 대량 생산되던 시기였기 때문에 각각의 재료에 선택적으로 결합하는 물질로 염료를 선택했다. 즉 어떤 세균에만 특별히 잘 염색되는 염료가

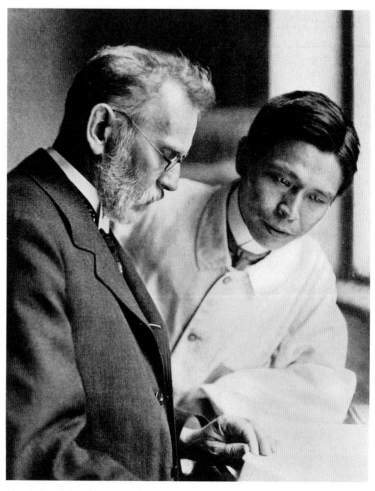

파울 에를리히와 하타 사하치로.

있고 만약 이때 세균이 사멸한다면 몸에는 영향을 미치지 않으면서도 세균만 죽일 수 있을 거라고 가정하고 그런 물질을 찾았던 것이다. 에를리히의 연구소 옆에 큰 염료 공장이 있었던 것도 도움이 되었다.

평소 연구에 필요한 네 가지 중요한 요소가 인내, 재능, 운, 돈이라고 주장했던 에를리히는 1910년 수년에 걸친 시행착오 끝에 매독 치료약 아르스페나민(arsphenamine)을 개발했다. 현미경으로 매독균(*Treponema pallidum*)을 관찰하면서 매독균에 잘 결합하는 염료 중에서 균을 죽이는 물질을 찾은 것인데, 전해 오는 이야기에 따르면 약을 만드는 실험을 하타 사하치로(秦佐八郎, 1873~1938년)라는 일본 유학생 제자가 담당했다고 한다. 실패를 거듭하다 606번째로 합성한 비소(arsenic) 화합물에서 드디어 효과가 나타났기에 그들은 상표명을 '세상을 구원하는 비소'라는 뜻의 살바르산(Salvarsan) 606으로 명명했다. 역사가들은 이 실험이 독일인과 일본인의 특성에 맞는 치밀하고 끈질긴 것이었다고 평가하고 있다.

살바르산이 출시되면서 정맥 주사로 세균성 질병을 고치는 개념이 처음으로 확립되었고 유럽 병원에는 디프테리아나 파상풍, 혹은 매독을 고치기 위해 항독소나 살바르산을 주사해 주는 접종과가 생겨났다.[6] 그런데 살바르산이 그리 큰 효과가 없으면서 오히려 부작용으로 문제가 되자 에를리히는 곧 하타와 함께 독성을 약하게 한 914번째 화합물 네오살바르산(Neosalvarsan)을 개발했다. 이 약도 현대의 항생 물질처럼 매독을 확실히 완치하지는 못했지만, 화학 요법이라는 이름으로 감염증 치료에 특정 약물을 전신 주사하는 획기적이고도 새로운 방법이 도입된 것은 온전히 에를리히 덕분이었다.[7]

우리는 무엇으로 사는가?

4장

비타민 발견

비타민을 발견하는 초기 과정에서 가장 큰 역할을 한 인물은 19세기 말 네덜란드 식민지였던 인도네시아 자카르타에서 군의관으로 근무하던 크리스티안 에이크만(Christiaan Eijkman, 1858~1930년)이었다. 그는 당시 네덜란드 군을 괴롭히던 각기병 연구를 위해 만들어진 육군 병원 연구소에 부임한 후 우연한 발견을 계기로 오랫동안 내려온 '각기병은 감염증'이라는 설이 거짓임을 밝혔다.[1]

1896년 어느 날 에이크만은 병원 마당에서 키우는 닭들이 마치 각기병 환자처럼 날개를 늘어뜨린 채 말초 신경염과 근육 마비를 보이면서 괴상하게 걷는 것을 발견했다. 병원에서는 닭에게 (쌀이 대부분인) 병원 음식물 쓰레기를 사료로 주고 있었다. 그는 곧 원인균을 조사하기 시작했는데 아무리 노력해도 각기병 증상을 보이는 닭에서 다른 닭으로 병을 옮기기가 불가능했다. 실패를 반복하면서 쌀밥 자체가 문제라는 결론에 도달한 에이크만은 어느 날 갑자기 원기를 회복한 건강한 닭을 발견했다. 흥미를 느낀 그가 조사해 보니 얼마 전 닭모이를 흰쌀에서 현미로 바꾸었다는 것이었다.

여기서 아이디어를 얻은 에이크만은 인도네시아의 감옥 84곳에 수용된 25만 명에 대해 각기병 발병률을 조사했는데, 흰쌀을 급식한 곳은 죄수의 71퍼센트에서 각기병이 발생한 반면 현미를 급식한 곳은 3퍼센트밖에 발병하지 않았다는 것을 알았다. 그가 감옥 세 곳에 각각 현미, 현미와 백미, 백미를 급식하는 대조 실험을 시행한 결과 각 대조군의 1만 명당 각기병 환자 발생률은 1 대 416 대 3,900으로 엄청난 차이를 보였다. 각기병 예방에 현미가 유효함이 증명된 것이었다.

그렇지만 그는 흰쌀밥에 영양분이 부족해서 그렇다는 생각을 미처 하지 못하고 흰쌀밥에 각기병을 일으키는 독성 물질이 존재한다고 생각했다. 그리고 쌀겨나 현미에 독을 해소하는 물질이 있다고 결론지었다. 그는 이 이론을 증명할 연구를 시작하려 했으나 건강 악화로 유럽으로 돌아오고 말았다.

에이크만 이후 각기병 연구를 이어받은 사람은 영국 케임브리지 대학교의 생화학자 프레더릭 홉킨스(Frederick Hopkins, 1861~1947년)였다. 생리 화학 강사였던 그는 적은 수입 탓에 과외로 일을 하지 않으면 가족 부양이 힘들 정도였지만, 연구에도 열심이어서 필생의 과제인 인간의 식품 영양 연구에 몰두했다. 그의 실험은 치즈, 지방, 당,

녹말, 소금 등 건강에 좋다고 알려진 식단을 구성하는 물질을 따로따로 사료로 주고 쥐들의 상태를 관찰하는 것이었다.

그의 실험에서 단일 성분의 사료만 먹어 고르게 영양분을 섭취하지 못한 쥐는 바로 쇠약해졌다. 그런데 이 쥐에게 신선한 우유를 주었더니 곧 회복하기 시작하는 것이었다. 홉킨스는 놀랄 만큼 적은 양의 우유라도 이런 효과를 낸다는 사실을 발견했다. 이 과정에서 그는 1906년에 식품의 영양 성분을 우리 몸이 이용하는 데 도움 주는 극미량의 요소라는 의미에서 '보조적 식품 인자' 개념을 제기했다.

그의 주장은 탄수화물, 지방, 단백질 이외에 우리가 모르는 어떤 미량 영양소의 결핍으로 병이 생긴다는, 요즘 보면 당연한 이론이었다. 즉 "음식물 중에는 극히 적은 양이지만 많은 종류의 물질이 포함되어 있으며 인간은 이런 물질을 체내에서 합성하지 못하기 때문에 음식물로 섭취해야만 한다. 이게 제대로 되지 않으면 병이 생긴다."라는 뜻이었다. 그는 각기병, 괴혈병, 펠라그라 등이 그런 병일 것이라고 추측했다. 이렇게 치열한 연구 중에도 생활비를 위해 과로를 밥 먹듯 했던 홉킨스는 결국 병으로 1910년에 연구를 중단했고 나중에 회복은 되었지만 후유증으로 눈이 보이지 않게 되었다. 에이크만과 홉킨스는 1929년 노벨 생리·의학상을 받았다.

한편 폴란드에서 태어나 영국 리스터 연구소에서 근무하던 생화학자 카지미에시 푼크(Kazimierz Funk, 1884~1967년)는 1910년대 초 일부러 각기병에 걸리게 한 비둘기에게 효모에서 분리한 물질을 먹이자 바로 병이 낫는다는 사실을 발견했다. 이것은 각기병의 원인이 독성 물질이 아니라 홉킨스의 말대로 '보조적 식품 인자'의 부족임을 보여 주는 현상이었다. 그러나 그의 이런 주장은 주목을 받지 못하고 무시당했다. 그때까지 의학자들은 세균이 이런 병을 일으킨다고 생각했기 때문이었다.

푼크는 이 물질이 음식물에 포함된 영양분을 우리 몸이 이용하는 데 도움을 주어 성장이나 재생에 필요한 에너지를 공급해 준다고 추측했다. 또한 모든 물질이 화학 구조상 아민(amine)기를 포함하리라고 생각했다. 그래서 라틴 어로 생명이라는 뜻인 '비타(vita)'에 '아민'을 붙여서 홉킨스의 '보조적 식품 인자'에 해당하는 이런 물질을 비타민(vitamine)이라고 불렀다.[2]

1914년 제1차 세계 대전이 발발하자 애국주의가 영국을 휩쓸었고 독일어를 사용하는 폴란드 인이었던 푼크는 1916년에 갓 결혼한 신부와 함께 뉴욕의 한 연구소에 일자리를 얻어 미국으로 이민했다. 그런데 이 연구소는 이름뿐이고 연구비도 장비도 거의 없는 상태여서 뉴저지의 한 화학 회사에 기술자로 취직할 수밖에 없었다. 얼마 후에는 그나마 대우가 좀 더 나아져 뉴욕의 메츠 사에서 매독약인 살바르산을 합성하는 일을 맡게 되었지만, 이 직장 역시 그의 마음에 차지 않았다. 그는 1920년에 미국 시민권을 얻었지만, 바르샤바, 파리 등지에서 연구를 하다 만년에야 미국으로 돌아갔다.[3]

5장

통증을 정복하다!

전신 마취제 클로로포름

1846년 10월 16일, 에테르 흡입 조건에서 세계 최초로 진행된 무통 수술 시범이 끝난 후 미국 보스턴 매사추세츠 종합 병원의 존 워런 (John Warren, 1778~1856년) 교수는 원형 강의실을 채운 관중을 향해 "신사 여러분, 이것은 사기가 아닙니다!"라고 선언했다. 고통 없는 수술이 드디어 가능해진 것이었다. 같은 학교의 저명한 해부학자 올리버 웬들 홈스(Oliver Wendell Holmes, 1809~1894년)는 통증을 느끼지 않게 하는 이 조작에 '무감각'을 뜻하는 '마취'라는 이름을 붙였다. 하버드 대학교 외과 교수가 효용성을 인정한 에테르 마취는 유럽 의료계로 빠르게 퍼져 나갔다.

2개월 후인 1846년 12월 15일에는 파리, 그보다 4일 후에는 런던에서 마취가 시행되었다. 12월 21일에는 팔이나 다리를 하나 잘

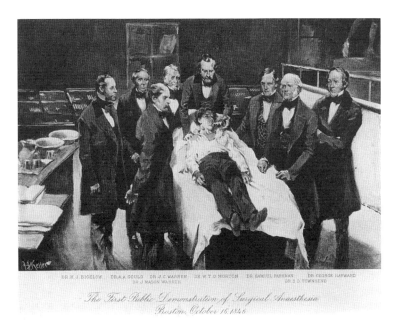

DR. H. J. BIGELOW   DR. A. A. GOULD   DR. J. C. WARREN   DR. W. T. G. MORTON   DR. SAMUEL PARKMAN   DR. GEORGE HAYWARD
DR. J. MASON WARREN   DR. S. D. TOWNSEND

The First Public Demonstration of Surgical Anaesthesia
Boston, October 16, 1846

1846년 10월 16일 매사추세츠 종합 병원의 모습.

라내는 데 30초밖에 걸리지 않았다는 영국 최고의 외과 의사 로버트 리스턴(Robert Liston, 1794~1847년)이, 역시 군중이 지켜보는 가운데 에테르 마취 상태에서 대퇴부 절단술을 집도했다. 그는 수술을 끝내며 "양키의 이 수법은 최면술보다 훨씬 낫군!"이라고 중얼거렸다. 그 이튿날 영국의 주요 신문은 "통증을 정복하다!"라는 제목으로 무통 수술의 시대가 왔음을 대서특필했다.

　　그러나 에테르는 자극적인 냄새로 구토를 유발하는 부작용이 있었다. 또 쌀쌀한 날씨에는 어느 수술실에나 피워져 있던 난로에 반응하는 에테르의 강한 인화성도 문제가 되었다. 이런 단점을 극복한 또 하나의 마취제 클로로포름(chloroform)은 미국이 마취를 발명한 이듬해에 영국에서 도입되었다. 1831년에 이미 합성되어 있었던 이 약은 값싸며 인화성이 없고 소량으로 확실한 효과를 내면서 냄새도 역하지 않았다. 클로로포름의 이런 성질은 다른 휘발성 화합물 중에도 마취제가 있으리라 추측한 에든버러의 제임스 심프슨(James Simpson, 1811~1871년)이 약품을 하나씩 흡입해 보다 알아낸 것이었다. (사실은 누군가가 실수로 시약병을 깨트렸고, 의식을 잃고 쓰러져 있는 남편과 조수들을 심프슨 부인이 발견했다고 한다. 이 사건 이후 심프슨은 동물 실험을 선행해서 이상이 없으면 자신들이 흡입하는 방식으로 방법을 바꾸었는데, 어느 날 이취화에틸렌을 흡입한 토끼 2마리가 그 자리에서 죽어 버린 일도 있었다.)

클로로포름은 너무 많은 양을 투여하면 환자가 사망할 위험이 있었지만, 효과가 빨리 나타났으므로 특히 군대에서 환영받았다. 군의들은 꾀병을 밝히는 데도 이 약을 썼다. 클로로포름 환각 상태에서는 귀가 들리지 않는다거나 말을 못 한다는 병사의 거짓말이 쉽게 탄로 났기 때문이었다. 이 시기 의사들은 일반적으로 간단한 수술에는 에테르, 오랜 시간이 걸리거나 더 깊은 마취 상태가 필요할 때에는 클로로포름을 썼는데 두 약품을 적당히 섞어서 사용한 경우도 있었다.

한편, 여성은 성경 말씀에 따라 출산의 고통을 느껴야만 한다는 종교계의 입장 때문에 산부인과 분야에서는 마취의 도입이 늦어지고 있었다. 전신 마취의 위험성을 강조하던 영국 의학 전문지 《랜싯(Lancet)》이 정상 분만일 경우에는 절대로 클로로포름을 사용하지 말도록 권고할 정도였다. 그러나 이런 양상은 1853년 알렉산드리아나

빅토리아(Alexandrina Victoria, 1819~1901년) 여왕이 레오폴드 조지 던컨 앨버트(Leopold George Duncan Albert, 1853~1884년) 왕자를 출산할 때에 주치의들에게 마취를 요구하면서 바뀌기 시작했다. 세계 최초의 마취 전문의로 기록될 존 스노(John Snow, 1813~1858년)가 여왕의 마취에 클로로포름을 사용했고, 그 결과 마취와 관련한 종교적 논란은 종지부를 찍었다. 이 뉴스는 클로로포름의 이름을 세계에 널리 전하는 결과를 낳았다.

클로로포름은 1929년 좀 더 효과적이고 안전한 마취약인 시클로프로판(cyclopropane)이 개발될 때까지 세계에서 가장 많이 쓰인 마취제였다.

6장

세균과 싸울 수 있게 해 준 최초의 무기

프론토실

매독 치료제인 살바르산 발명 이후 항균제로 사용할 수 있는 새로운 화합물의 개발에 눈을 돌린 독일의 이게파르벤 사는 1927년 염색용 화합물의 의학적 이용을 위해 병리 해부학을 전공한 의사 게르하르트 도마크(Gerhard Domagk, 1895~1964년)를 고용했다. 아스피린으로 유명한 바이엘 약품의 전신인 이 회사의 연구 개발 전략은 전형적인 독일식 분업과 협동이었다. 즉 화학 팀이 새로운 물질을 합성해 의학 팀에게 보내면 의학 팀이 동물 실험으로 항균 효과를 검증하는 식이었는데, 이 시스템은 수많은 시행착오와 연구자들의 엄청난 끈기를 필요로 하는 것이기도 했다.

도마크는 열성적으로 실험에 몰두했다. 성실한 성격의 그는 실험 중에는 전화도 받지 않았고 방문객을 만나지도 않았다. 그의 팀은 날마다 더는 서 있지 못할 때까지 동물 시체를 해부했고, 시야가 흐려질 때까지 현미경을 들여다보았다.

1932년의 어느 날, 화학 팀이 새로 합성한 염료 하나를 도마크에게 넘겼다. 나중에 프론토실(prontosil)이라고 명명된 이 빨간색 염료는 원래 가죽 염색용으로 개발되었으나 분자 구조상 항균 능력이 기대되는 물질이었다. 도마크는 쥐를 두 그룹으로 나누어 한쪽에만 약을 투여한 다음 치사량의 세균을 모든 쥐의 배안(복강)에 주사해 경과를 관찰했다. 하루 만에 쥐가 모두 죽어 버리는 결과에 익숙해 있던 그는 다음 날 프론토실을 투여한 쥐가 모두 살아 있음을 보고 감격했다. 세계 최초로 세균 감염증 치료제가 개발되는 순간이었다.

도마크는 자기 딸을 대상으로 최초의 프론토실 임상 시험을 한 일화로 알려져 있기도 하다. 1933년 손에 생긴 염증이 악화되어 하마터면 팔을 절단할 뻔했던 4세의 딸은 이 약으로 무사히 회복되었다고 한다. 회사가 특허를 취득한 해인 1935년 그는 자신의 실험을 논문으로 발표했고, 이듬해 프론토실은 프랭클린 루스벨트(Franklin Roosevelt, 1882~1945년) 대통령의 아들을 살려 세계적으로 유명해졌다.

도마크의 발견은 이제껏 맨손으로 세균 감염증과 싸우던 의료계에 전혀 새로운 형태의 강력한 무기를 제공한 것이었다. 분만 후 산도에 생기는 염증인 산욕열, 바늘에 찔리거나 손톱에 긁혀서 상처가 났을 때 생기는 단독, 영유아가 잘 걸리는 인후 감염인 성홍열 등으로 인한 사망자 수가 몇 년 내에 5분의 1로 줄어들었다. 세균성인 콩팥염, 관절염, 콩팥 기능 상실이나 뇌수막염, 임질도 치료가 가능하게 되었

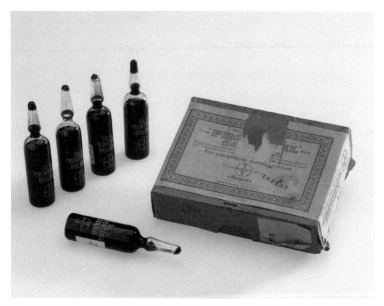

제2차 세계 대전 기간 중 생산된 것으로 추정되는 프론토실 앰플 사진.

다. 세균에 속수무책이었던 의사들 앞에 환자를 치료할 수 있는 새 시대가 도래했던 것이다.

그 후 파스퇴르 연구소의 학자들이 이 약에서 항균 작용을 일으키는 핵심적 분자 구조가 설파닐아마이드(sulfanilamide)라는 사실을 밝혔고 이를 기본으로 새로운 설파계 약들이 속속 개발되었다. 도마크는 1939년 노벨 생리·의학상 수상자로 선정되었지만, 노벨 위원회와 사이가 나빴던 나치의 압력으로 수상자에서 사퇴했으며 아돌프 히틀러(Adolf Hitler, 1889~1945년) 사후인 1947년 상장과 메달을 받았다.

위대한 의학사

7장

미국 전체의 힘을 모아

소아마비 백신

소아마비는 1835년 영국의 잉글랜드, 1841년 미국의 루이지애나, 그리고 1844년에 대서양의 세인트헬레나 섬 등지에서 처음 보고되기 시작한 바이러스성 질병이다. 20세기에는 점차 세력이 확산되어 미국에서만 1년에 약 3만 명의 환자가 발생했다. 소아마비는 치명적인 것은 아니었지만, 심한 사지마비를 일으킨 후 영원히 장애를 남기는 비참한 병이었다. 병의 원인인 폴리오바이러스(poliovirus)는 주로 신경계에 감염되어 문제를 일으키며 1908년에 발견되었는데, 배양에 원숭이의 신경 조직이 필요했으므로 (엄청난 숫자의 동물을 희생시켜야 하는) 백신 개발이 거의 불가능했다.

한편 1921년 이 병에 걸려 평생을 휠체어에 의존해야 했던 프랭클린 루스벨트가 1932년에 대통령이 되자 소아마비 연구 기금 모

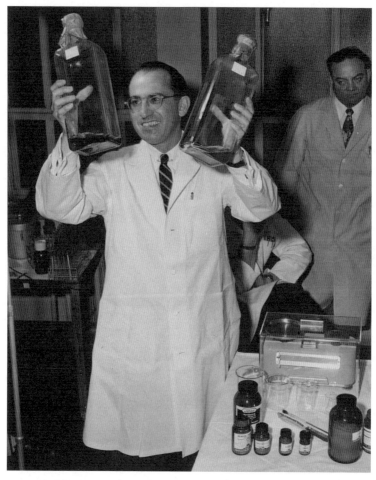

피츠버그 대학교에서 자신이 개발한 최초의 소아마비 백신을 들어올리고 있는 조너스 소크.

금 운동이 미국에서 대대적으로 벌어졌다. 부자나 가난한 사람이나
모두 한 푼씩 모으자는 이 운동은 순식간에 수천만 달러를 모았고, 엄
청나게 많은 자금이 연구에 투입되면서 다양한 시행착오 끝에 소아마

비 백신 개발을 위한 길이 열리기 시작했다.

가장 큰 장애였던 바이러스 배양 문제는 유정란을 사용해 볼거리 바이러스를 배양하고, 페니실린(penicillin)으로 세균의 2차 감염을 방지해 최초로 바이러스 순수 배양에 성공한 하버드 대학교의 존 엔더스(John Enders, 1897~1985년)에 의해 극복되었다. 그는 1949년 사산한 태아의 조직을 사용해 소아마비 바이러스 순수 배양에 성공했는데, 이로써 백신 개발은 시간 문제가 되었다.

최초로 성공을 거둔 것은 피츠버그 대학교의 조너스 소크(Jonas Salk, 1914~1995년)였다. 그는 포르말린(formalin)으로 처리해 죽인 소아마비 바이러스로 백신을 만들었다. 그는 1955년 4월 언론인 150명이 모인 자리에서 소아마비 백신을 발표했는데, 이 회견이 텔레비전 생중계될 때 미국 전역의 교회에서 종을 쳤다는 이야기가 전해 올 정도로 반응이 폭발적이었다. 약 900만 명의 미국인이 이 백신을 접종했고, 1954년에 1,000명당 13.9명이었던 소아마비 발생률이 1969년에는 0.5명으로 감소했다.

한편 신시내티 대학교의 앨버트 사빈(Albert Sabin, 1906~1993년)은 소크가 백신을 발표한 다음 해에 약화시킨 생바이러스를 사용해 경구로 투여하는 백신을 개발했다. 여러 번 주사를 맞아야 하는 소크의 백신에 비해, 한 번의 경구 투여로 장기간의 면역이 생기는 장점을 가진 사빈의 백신은 1960년대에 소크 백신을 대체하게 되었다.

파블로 피카소(Pablo Picasso, 1881~1973년)의 부인이었던 프랑소와즈 질로(Françoise Gilot, 1921년~)와 재혼하면서 세간의 주목을 받기도 했던 소크는, 말년에 캘리포니아 샌디에이고에 소크 연구소를 만들어 생물학 발전에 크게 기여했다. 경쟁자였던 사빈은 1974년부터 사우스캐롤라이나 의과 대학의 교수가 되었다.

같은 폴란드계 유대 인으로 백신 개발 과정에서 생긴 앙금 때문에 사이가 좋지 않았던 소크와 사빈은 자주 상대방을 헐뜯고 논쟁을 벌여 학계에서 인기가 없었다. 그래서인지 소아마비 백신으로 노벨상을 받은 사람은 1970년 소아마비 바이러스 순수 배양에 관한 업적을 인정받은 엔더스뿐이었다.

거부 반응 해결의 길이 열리다

8장

시클로스포린

1960년대 후반 크리스천 버나드(Christiaan Barnard, 1922~2001년)의 심장 이식 수술 성공과 함께 일어난 세계적인 이식 수술 열풍의 이면에는, 실은 거부 반응 때문에 더 많은 환자가 사망했다는 문제점이 있었다. 1960년대 말이 되면 장기 이식은 기술적인 면에서는 별문제가 없을 정도로 외과 의사의 실력은 늘어 가고 있었다. 그러나 거부 반응 때문에 수술 후 사망률이 매우 높아서 당시만 해도 많은 병원이 이식 수술을 기피했다. 후일 콩팥 이식으로 노벨상을 받는 조지프 머리(Joseph Murray, 1919~2012년)는 이 시기가 "이식 수술의 암흑기"였다고 회상했는데 이 시기를 끝낸 것이 바로 시클로스포린(cyclosporine)이라는 약물이었다.

1971년에 스위스의 제약 회사 산도스가 출시한 시클로스포린은 곰팡이(*Tolypocladium inflatum*)에서 추출한 면역 억제제였다. 몸속에서 면역을 담당하는 중요한 세포 중 하나인 T림프구를 선택적으로 방해하는 이 약물은 미국 위스콘신과 노르웨이의 흙에서 처음 발견되었다.[1]

연구자들은 처음에는 이 곰팡이가 페니실린 같은 항생 물질을 만들 것을 기대하고 있었다. 곰팡이 배양액 속에는 이들이 시클로스포린 A, C 라고 이름붙이게 되는 대사산물이 존재했는데, 막상 실험해 보니 극히 일부 곰팡이에만 진균 작용이 있었고, 세균에 대해서는 거의 효과가 없어서 연구를 중지한 상태였다. 그러던 어느 날 화학 팀의 한 연구원이 종종 흥미로운 신물질이 발견되는 사례가 있으니 다시 한번 살펴보자고 요청, 효과를 재검토했더니 면역 억제 효과가 확인되었다.

면역 억제제는 개발 우선 순위가 떨어지는 약이었다. 산도스는 면역학 분야의 사업성을 낮게 보았기 때문이다. 이식 수술 관련 약품의 시장도 그리 크지 않았다. 당시에는 콩팥 이식이 가장 많이 이루어졌는데 여기에 쓰이던 면역 억제제 아자티오프린(azathioprine)과 스테로이드는 값도 아주 쌌다. 더구나 임상 시험을 완료하고 미국 식품의약국(Food and Drug Adminstration, FDA) 승인을 받으려면 앞으로 약 2억 5000만 달러가 더 들 것으로 판단되었기 때문에 회사는 약 개발을 꺼렸다.

더구나 산도스 사 경영진으로서는 최근 개발에 실패했던 면역 억제제 오발리신(ovalicin)의 아픈 기억이 채 가시지도 않은 시점이었다. 그 면역 억제제 역시 곰팡이에서 분리한 것이었는데 시클로스포린보다 600배나 강력했지만, 인체 투여 시에 나타나는 독성 때문에 임상 시험에서 실패하고 말았다.

그래서 연구자들은 이 약이 가진 '만성 염증 억제 효과'에 초점을 맞추기로 작전을 바꿀 수밖에 없었다. 이들은 쥐의 면역학적 관절염 모델로 실험을 계속했다. 여기서 약의 효과가 뛰어날 뿐만 아니라 부작용도 없다는 결과가 나오자 연구를 계속해도 좋다는 허락이 떨어졌다. 염증 억제 물질 개발이라는 회사의 투자 우선 순위와 맞아떨어졌기 때문이었다. 이 약이 처음 목표로 한 적응증은 류머티즘 관절염이었다.

시클로스포린이 면역을 억제한다는 사실은 산도스의 면역 연구 부문 책임자 장프랑수아 보렐(Jean-François Borel, 1933년~)이 알아낸 것으로 알려져 있다. 보렐은 1976년 영국 외과 학회에 참석해 최초로 이 약의 면역 억제 성질에 관해 발표했는데 이 발표를 들은 영국 케임브리지의 외과 의사 로이 요크 칸(Roy Yorke Calne, 1930년~)는 이 약을 콩팥 이식 환자에게 시험하고 싶어서 보렐로부터 샘플을 얻어 동물실험을 시작했고, 놀라운 효과를 확인한 칸은 하루빨리 이 약을 쓰게 해달라고 산도스 사를 설득했다.[2] 오발리신의 실패 경험이 있었기에 또다시 큰 손해를 볼까 두려워하던 산도스 사는 용기를 내서 임상 시험에 착수, 성공했고 시클로스포린은 결국 1983년에 면역 억제제로 최종 승인을 받았다.[3]

외과 의사들이 시클로스포린을 인간에 시험하기 시작한 1978년부터 이식 수술을 받은 환자들의 1년 생존율이 갑자기 높아졌는데 대표적인 이식 수술인 간 이식이나 콩팥 이식에서 각각 전에 비해 약 20퍼센트 정도씩 성공률이 향상되었다. 부작용이 적은 효과적인 면역 억제제인 이 약은 이식 수술뿐만 아니라 당초 목표로 했던 적응증 중 하나인 자기 면역 질환의 치료에도 크게 공헌하게 된다.

9장

대통령의 아들을
살린 약

설파제

하버드 졸업을 앞둔 건강한 청년 프랭클린 델러노 루스벨트 주니어
(Franklin Delano Roosevelt Jr., 1914~1988년)가 급성 코곁굴염으로 매사추
세츠 종합 병원에 입원한 것은 1936년 11월이었다. 코곁굴에서 오른
쪽 뺨 안쪽까지 번진 염증으로 인한 농양 때문이었는데, 주치의였던
조지 로링 토비 주니어(George Loring Tobey Jr., 1881~1947년)는 수술로
고름을 빼낼 생각이었지만 환자의 상태가 급하게 악화되어 수술을 할
수가 없었다. 세균 검사에서는 연쇄상 구균(*Streptococcus*)이 확인되었다.

12월 중순, 입원 3주가 지나자 환자는 의식이 몽롱해졌으며,
위험할 정도로 체온이 오르고 호흡 곤란까지 호소했다. 기침을 할 때
피가 섞여 나오기도 했는데 이는 세균이 목 안쪽 작은 혈관을 파괴했
다는 뜻이었다. 방치할 경우에는 패혈증으로 목숨을 잃을 가능성이

높았다. 토비는 마지막 수단으로 아직 실험 단계이며 최근 독일에서 개발된 치료제 프론토실을 써 보는 수밖에 없다고 판단했다. 그는 보호자인 영부인 엘리너 루스벨트(Eleanor Roosevelt, 1884~1962년) 여사에게 동의를 구했다.

한편 미국에 프론토실을 가장 먼저 도입한, 1936년 당시 미국 설파제 치료의 최고 권위자는 존스 홉킨스 대학교의 페린 롱(Perrin Long, 1899~1965년)이었다. 12월의 어느 날 그가 동료들과 있는 자리에 외부로부터 한 통의 전화가 걸려 왔다. 수화기를 건네받은 롱은 "장난치지 마세요. 당신이 엘리너 루스벨트 여사일 리가 없지요."라며 전화를 끊었다. 그러나 몇 초 후에 다시 울린 전화를 받은 롱은 잠시 귀를 기울이더니 정중하게 대답했다. "예. 루스벨트 여사님, 제가 닥터 롱입니다." 날이 갈수록 상태가 나빠지는 아들에게 실험적인 약을 써야 할지 고민하던 영부인이 약의 효과와 부작용을 자세히 듣기 위해 전화를 했던 것이었다.

영부인의 동의를 얻은 토비는 환자에게 프론토실 주사에 더해 바이엘 미국 지사로부터 특별히 입수한 경구용 설파제도 1시간 간격으로 투약하는 치료를 시작했다. 당시만 해도 어느 정도가 적당한 용량인지 알려져 있지 않았기 때문에, 이는 상당히 공격적인 치료 방침이라고 할 수 있었다. 몇 가지 사례가 논문으로 알려져 있긴 했지만, 정작 투여해 보니 설파제의 효과는 의료진이 보기에도 놀라웠다. 투약 개시 후 이틀째에 환자의 열이 내리기 시작했고, 수일 만에 위험한 상황에서 완전히 벗어났던 것이다.

위대한 의학사

세계에서 가장 영향력 있는 인물의 아들을 살린 이 극적인 에피소드는 단숨에 설파제 붐을 불러왔다. 12월 17일의 《뉴욕 타임스(New York Times)》는 치료 과정을 1면 기사로 소개하면서 "새 약이 젊은 루스벨트를 살리다."라는 제목을 달았다. 미국뿐 아니라 전 세계의 라디오 방송과 신문, 잡지 들이 앞을 다투어 이 사건을 다루었고, 꼬리를 물고 이어지는 '기적의 약'에 관한 언론 보도는 미국인에게 설파제의 효능을 각인시켰다.

미국 제약 회사들은 때를 놓칠세라 설파제 생산에 뛰어들었다. 사건 다음 해인 1937년부터 급격히 증가한 미국의 설파제 생산량은 페니실린이 실용화되기 직전인 1942년에는 무려 5,000톤에 이르렀다. 한편 건강을 되찾은 루스벨트 주니어는 다음 해 6월 결혼하고 제2차 세계 대전에 참전해 훈장을 받았으며 전역 후에는 하원 의원으로 활약했다.

2부
위대한
사람들

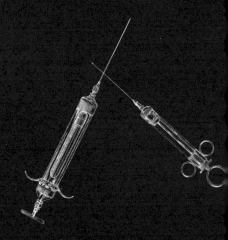

먼저 위생병은 자신의 참호를 나서서 동료가 쓰러져 있는 지역으로
접근해야만 한다. 다음에는 부상병을 간단하게 진찰한 후 상처를 살펴,
필요하면 지혈대를 감고, 때로는 모르핀을 주사하고, 소독을 한 다음
설파제를 뿌리고 붕대를 감는다. 그리고 환자를 끌고 후방으로 이동한다.
이 모든 조치가 빗발치는 적군의 포화 속에서 이루어졌다.

—「비무장의 용사들」에서

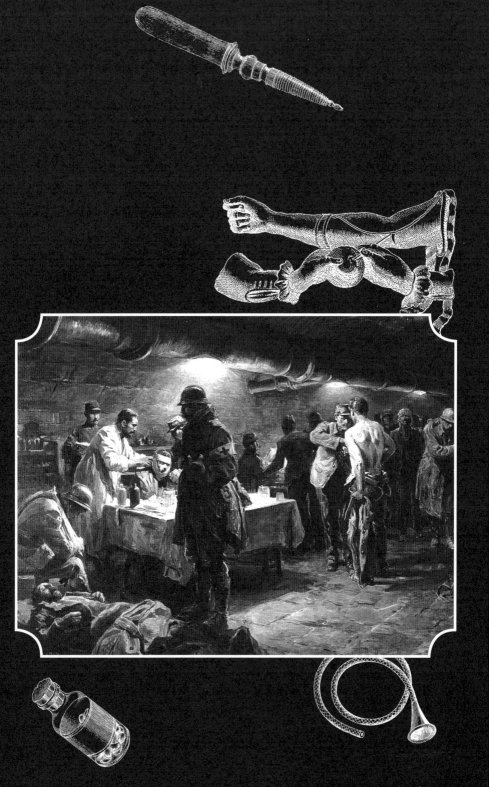

10장

지팡이에 감긴 뱀

고대 의사의 상징

지금은 바뀌었지만, 2013년 이전 우리나라 의사들의 모임인 대한 의사 협회의 로고는 날개가 달린 2마리의 뱀이 지팡이를 감고 올라가는 모양이었다. 미국 육군과 그 영향을 받은 한국이나 일본 같은 나라의 군의 마크도 이 도안을 채택하고 있다. 이와는 다르게 미국 의사 협회 로고는 뱀 한 마리가 지팡이를 감은 모양새로, 세계 보건 기구(World Health Organization, WHO) 역시 마찬가지다. 얼핏 비슷해 보이는 이 두 의료적 상징은 모두 그리스 신화에서 기원하는 것이다.

두 마리 뱀의 문양은 '헤르메스의 지팡이'라고 부른다. 헤르메스는 그리스 신화에 나오는 주요 12신 중 하나로 최고신 제우스의 측근이다. 제우스의 전령 역할을 담당하는데 어디든지 숨어들 수 있는 능력을 지녔으며 빠른 이동을 위해 날개 달린 신발을 신은 신이다.

반면에 뱀 한 마리만 있는 것은 '아스클레피오스의 지팡이'라고 한다. 최근에는 아스클레피오스(Asclepios)가 실존 인물이며 히포크라테스와 비슷한 시기인 기원전 475년과 기원전 425년 사이에 활동했던 전설적인 의사였다는 학설도 발표되고 있지만, 그리스 신화에 나오는 아스클레피오스는 태양신 아폴로가 인간 여인 콜로니스와의 사이에서 낳은 아들이다. 그는 숲 깊은 곳에 살며 반인반마 모습을 한 켄타우루스 족에게 길러졌는데, 의술이 뛰어났던 이 종족의 영향으로 어려서부터 온갖 약초에 정통하게 되었고 자라면서도 의학 공부를 계속해 마침내는 죽은 사람도 살려내는 명의가 되었다. (그러나 그 때문에 이승에서 죽는 사람이 없어져 업무에 큰 지장을 받게 된 저승의 신 하데스가 제우스에게 아스클레피오스의 행위를 고발했고, 아스클레피오스는 결국 할아버지뻘인 제우스의 벼락에 맞아 죽고 만다.) 그는 살아 있을 때 무슨 이유에선지 항상 개와 지팡이에 감긴 뱀을 한 마리씩 데리고 다녔는데 이것이 후일 의사 아스클레피오스의 상징이 되었다.

미국 육군이 왜 뱀 2마리 문양을 상징으로 채택했는지는 명확하지 않지만, 아스클레피오스의 지팡이와 헤르메스의 지팡이를 혼동한 결과라고 주장하는 학자도 있다. (대한 의사 협회나 한국군의 로고 문양은 아마도 해방 직후 우리나라를 잠정적으로 통치했고 한국 전쟁에서 유엔군의 주축을 이루었던 미국 육군의 영향을 받았을 것으로 추측된다.) 헤르메스의 지팡이를 감고 있는 2마리 뱀이 건강과 질병의 복잡한 상호 관계를 나타낸다는 학설도 있지만, 뱀 한 마리만 있는 아스클레피오스의 지팡이가 아무래도 의료와 직접 관련된 신화에서 유래한 것이라고

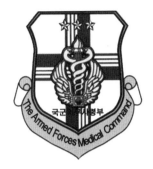
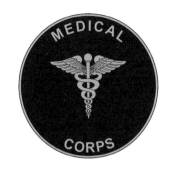
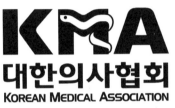
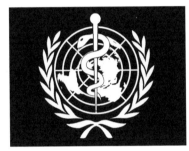

헤르메스의 지팡이를 모티프로 한 국군과 옛 미국 육군 의무 사령부 로고(위), 아스클레피오스의 지팡이를 모티프로 한 대한 의사 협회, WHO 로고(아래)

할 수 있을 것 같다.

　　사족을 달자면 의신 아스클레피오스의 후손들도 의학의 수호 신으로 받들어지게 되었는데, 장남 마카온(Machaon)은 외과, 차남 포 달레이오스(Podalirius)는 내과의 수호신이 되었으며, 장녀 휘게이아 (Hygieia)는 건강을 돌보는 여신으로 위생학(hygiene)의 어원이, 약물의 여신인 차녀 파나케이아(Panacea)는 만병통치약(panacea)의 어원이 되 었다.

11장

부처님 가신 날

고타마 싯다르타

싯다르타 고타마(Siddhartha Gautama, 기원전 624?~544?년), 즉 석가모니(釋迦牟尼) 부처님은 80세 때 최후의 설법 여행 중에 열반한 것으로 알려져 있다. 부처님은 과연 어떻게 돌아가셨을까? 나무 밑에 누워 설법을 하시다 편안하게 돌아가셨다고 전해지는 부처님의 사인을 의학적 관점에서 추정해 보자. 먼저 부처님이 임종하시기까지 있었던 사건을 모아 간추리면 다음과 같다.

평생 빈부나 계층을 가리지 않고 사람을 만나셨던 부처님은 마지막 여행에서도 가시는 곳마다 초대를 받았고 누구의 초대도 거절하지 않으셨다. 부처님이 파바 마을의 망고 숲에 머무르게 되었을 때 이 숲의 주인인 춘다라는 대장장이는 성대한 환영 잔치를 베풀었다. 잔치의 메뉴 중에는 춘

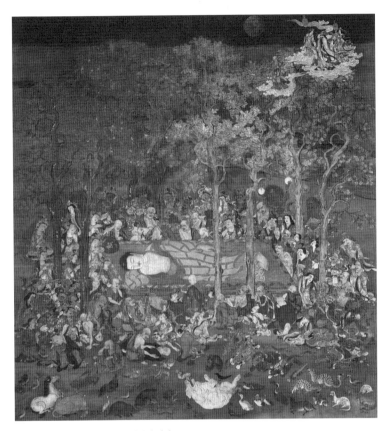
부처님의 임종 순간을 그린 탱화 형태의 열반도.

다가 오직 부처님만을 위해서 특별히 만든 '수카라맛다바'라는 돼지고기 요리가 있었다. 그런데 수카라맛다바를 맛있게 드신 부처님은 곧 속이 불편해지셨다. 심한 복통과 상당량의 혈변으로 쇠약해진 부처님은 잔치를 망치지 않으려고 아픈 것을 숨기신 채 길을 떠났다.

일행이 다음 마을 가까이 이르렀을 때 기운이 다하신 부처님은 나무 밑에 옷을 접어 깔고 그 위에 누워 쉬기로 하셨다. 부처님은 제자 아난드라에게 물을 떠오라고 명하시고는, 몹시 목말라하시며 3번이나 아직 물이 오지 않았느냐고 재촉하셨다. 제자가 떠온 물을 드시고 약간 기운을 차린 부처님은 강으로 가서 목욕을 하시며 물을 더 드셨다.

　　마을 어귀에 도달했을 때 다시 쇠약해진 부처님은 "나를 위해 두 그루의 사라나무 사이에 머리를 북으로 향하게 누울 자리를 깔아라. 아난아, 나는 피곤하다. 눕고 싶다." 하시며 또 옷을 깔고 드러누우셨다. 이번에도 오른쪽을 밑으로 해서 누우신 부처님은 설법을 듣기 위해 몰려나온 마을 사람들과 많은 이야기를 나누었다. 아무런 고통을 호소하지 않으셨지만 사람들은 부처님이 점점 약해지시는 것을 알 수 있었다. 거의 의식을 잃은 듯 보이던 부처님은 굳은 의지력으로 마지막 훈계와 약속 말씀을 전하시고 숨을 거두셨다.

우리는 이 기록에서 사인을 추측할 단서를 몇 가지 찾을 수 있다. 첫째, 식사 후의 급작스러운 발병, 둘째, 상당량의 혈변, 셋째, 매우 심한 갈증, 넷째로는 열반 당시 통증이 별로 없었다는 점 등이다. 이는 모두 장내 출혈의 존재를 의심케 하는 소견이다. 그런데 만약 장내 출혈이 있었다면 그 부위는 어디였을까? 출혈이 급성이고 양이 많았던 것으로 보아 상당히 깊은 층까지 도달한 궤양의 존재가 의심된다. 또 구토가 없었던 점으로 보아 위보다는 십이지장에 생긴 병변이었을 가능성이 높다.

　　이제 부처님의 발병에서 임종에 이르는 경과를 논리적으로 재

구성해 보자. 노년의 환자가 자극적인 음식을 다량 섭취하자 격심한 연동 운동으로 복통이 발생했고, 십이지장 궤양이 악화되면서 궤양 주변에 노출되어 있던 동맥이 침식되어 다량의 혈액이 장관 내로 흘러나와 혈변으로 배출되었다. 그 후 혈압이 떨어진 환자가 몸을 옆으로 눕히자 일시적으로 출혈이 멎거나 느려졌지만 다시 몸을 일으켜 움직이자 재발했고, 두 번째로 누웠을 때에는 거의 쇼크 상태에 빠지고 말았다…….

현대 의학사가는 다음과 같은 추리를 근거로 부처님의 사인이 의학적으로는 '십이지장 궤양에 동반된 출혈로 인한 혈액량 감소에 따른 쇼크'로 추정된다고 결론 내리고 있다.

12장

황제를 꾸짖은 주치의

장니콜라스 코르비자르

19세기 초 유럽을 주도했던 파리 임상 의학파에서 가장 큰 영향력을 가졌던 의사는 근대 내과의 개척자로 불리는 장니콜라스 코르비자르 (Jean-Nicolas Corvisart, 1755~1821년)였다. 법률가 집안에서 태어난 코르비자르는 법관이 되라는 집안의 권유를 뿌리치고 파리에서 제일 컸던 오텔디유 공립 병원에서 의학을 공부해 1782년 의사 자격을 얻었다. 보수를 많이 주겠다는 한 병원의 초빙을 "진료 시 반드시 가발을 써야 한다."라는 규정이 싫다는 이유로 거절할 정도로 개성이 강했던 그는 1788년 베를린 샤리테 병원 근무를 시작으로, 혁명 후에는 에콜 드 상테(Écoles de Santé, 직역하면 국립 위생 학교) 병원의 제1내과 과장으로 취임해 프랑스의 의학 발전을 주도했다.

한편, 나폴레옹 보나파르트(Napoléon Bonaparte, 1769~1821년)

는 병의 원인이나 치료법에 대해 납득할 만한 설명을 하지 못했던 당시 의학과 의사를 믿지 않고 걸핏하면 화를 내던 성미 급한 환자였다. 1804년부터 황제 주치의가 된 코르비자르는 무리한 치료법 대신 최소한의 처치만으로 이 까다로운 환자를 치료했다. 가능하다면 매일 아침 뜨거운 물로 목욕을 했던 나폴레옹의 양생법은 인간의 자연 치유력을 믿으면서 위생 개선으로 질병을 예방하는 것이 중요하다고 생각한 코르비자르의 처방에 따른 것이었다.

초상화를 보고 "만약 이 그림이 정확하게 그려진 것이라면 고인에게는 심장병이 있었다."라고 족집게처럼 맞춰서 사람들을 놀라게 했다는 명의 코르비자르는 신중하고 정직한 성품으로 나폴레옹이 "의학은 믿지 않지만 그는 믿는다."라고 말할 정도로 두터운 신임을 받았다. 그는 황제가 퇴위할 때까지 매주 수요일과 토요일 아침에 출근해 건강 상태를 살폈다. 기분이 좋은 날이면 뜨거운 목욕탕에 들어앉아서 "선생, 오늘은 환자를 몇 명이나 죽이러 가시는지요?"라고 농담을 건네는 황제에 대한 코르비자르의 대답은 항상 "그리 많지는 않습니다. 폐하."였다.

그는 나폴레옹 황제의 첫 부인인 조제핀 드 보아르네(Joséphine de Beauharnais, 1763~1814년)의 진료도 담당했는데 나폴레옹이 전장에서 옮겼던 피부병의 치료나 불임증에 관한 상담이 주된 임무였다. 의리 깊은 코르비자르는 나폴레옹이 조제핀과 이혼하려는 것을 면전에서 반대해 황제와 한동안 소원해지기도 했을 정도로 남들이 감히 못하는 바른말을 꾸밈없이 하는 용감한 인물이었다.

재혼한 마리 루이즈(Marie Louise, 1791~1847년) 황후의 분만실 옆방에서 후일 로마 왕이 되는 아들의 탄생을 주치의와 함께 기다리던 나폴레옹이 사관생도 때부터 갖은 고생을 극복하고 황제까지 된 자기 자랑을 길게 늘어놓자 지친 코르비자르가 "폐하, 제발 그만 좀 하십시오! 폐하가 대단한 행운을 누리셨다는 사실을 모르는 사람이 어디 있겠습니까? 그러나 운이란 돌고 도는 것입니다. 폐하의 운도 쇠할 날이 있을 것입니다."라며 꾸짖었다는 이야기도 유명하다. 황제는 "선생은 꼭 무식한 농사꾼같이 말씀을 하시는구려!"라고 말하며 언짢은 표정으로 일어나 방을 나가 버렸다고 한다.

　　그는 자신의 동생을 공직에 임명해 주겠다는 정부 측의 제안을 동생이 직책에 걸맞은 능력을 갖추고 있지 못하다며 거절한, 공사 구분이 분명한 인물이기도 했다. 또 자신이 저술한 440쪽짜리 타진법을 소개한 책의 서문에 원저자가 오스트리아 빈의 레오폴드 아우엔브루거(Leopold Auenbrugger, 1722~1809년)라고 명확히 기재한 정직하고 양심적인 학자였다.(원저는 라틴 어로 95쪽, 프랑스 어로 번역하면 24쪽 정도밖에 되지 않는 작은 책자였다.)

　　1815년 나폴레옹의 몰락과 함께 일선에서 은퇴한 코르비자르는 끈질긴 주변의 권유에도 불구하고 다시는 공직을 맡지 않았으며 나폴레옹이 죽은 해와 같은 1821년 뇌졸중으로 사망했다.

13장

적군에게까지 인정받은 의사

나폴레옹의 군의들

17, 18세기 프랑스 군대의 외과 처치 수준은 열악한 상태였다. 야전 병원이 있기는 했지만 이름뿐인 곳이 많았고, 초보적인 응급 처치가 겨우 가능한 정도의 설비밖에 갖추고 있지 않았다. 그래서 전쟁터에서는 도저히 회복되기 어렵다고 판단되는 환자를 차라리 그 자리에서 사망시키는 처치가 관행적으로 이루어졌다. 야전 병원에서는 제 발로 찾아오거나 농민의 마차를 빼앗아 타고 도착한 인원 중 부상 정도가 가볍고 상태가 양호한 병사만을 치료하는 것이 보통이었다. 그런데 이런 전통은 프랑스 혁명 전쟁에 이어 전 유럽을 상대로 한 나폴레옹 전쟁을 겪으며 극적으로 변화하게 된다. 나폴레옹이 지휘했던 프랑스 군의 외과 수준이 그 군대의 역량만큼 높아지게 된 것은 적군도 칭찬을 아끼지 않았을 정도로 탁월했던 2명의 지도자, 피에르프랑수아 페

르시(Pierre-François Percy, 1754~1825년)와 도미니크장 라레(Dominique-Jean Larrey, 1766~1842년) 덕분이었다.

페르시는 라레보다 12세 연상으로, 브장송에서 공부하고 외과 의사의 자격을 취득하자마자 군에 지원한 인물이었다. 입대 이유는 당장 집세를 지불할 돈이 없었기 때문이었다고 하는데, 그 때문인지 장기간 후방에서 복무하면서 책을 여러 권 저술하기도 했다. 1792년 프랑스가 오스트리아에 선전 포고를 하면서 발발한 프랑스 혁명 전쟁을 시작으로 전쟁터로 나간 페르시는 1805년 눈에 생긴 지병으로 물러날 때까지 13년 동안을 줄곧 전선에서 활약했다. 라인 전투에서는 라레를 부하로 데리고 부상자 치료에 임했으며 라레에 앞서 프랑스 육군의 외과 총지휘관을 역임했다. 전장에서 효율적으로 부상자를 치료하려면 최전선에서 직접 환자를 후송해서 응급 처치를 할 구호 부대의 창설이 좋겠다는 아이디어를 처음 제안한 인물도 페르시였다. 풍부한 임상 경험을 가진 냉정 침착한 외과 의사였던 그는 수술 실력도 뛰어났는데, 상완부 절단술을 2,000번 이상 시행했지만 사망률은 50증례당 하나 정도였다고 한다. 이는 반세기 후의 크림 전쟁이나 미국 남북 전쟁에서의 성적을 훨씬 능가하는 우수한 결과였다. 또 라레와 더불어 부대 주둔지에서 후배나 지역 의사들을 모아 강의를 시작한 것도 당시로는 획기적인 시도였다. 라레와 마찬가지로 훌륭한 인격과 따뜻한 마음씨의 소유자였던 페르시는 "남을 고통으로부터 해방시켜 줄 수 있는 인간은 행복하다. 비록 그들로부터 감사하다는 말을 듣지 못한다고 하더라도……."라는 말을 남겼다.

한편 라레는 1797년부터 나폴레옹을 도와 참전했고, 1805년과 1815년 사이에 페르시의 뒤를 이어 나폴레옹 군의 외과 총지휘관을 역임한 군의였다. 그는 말과 마차로 이루어진 이동식 야전 병원의 창설자로 잘 알려져 있다. 이 '날아다니는 구급차(ambulance volantes)' 부대는 마부, 위생병, 들것병으로 이루어졌는데, 전쟁터를 누비며 부상병을 후송해서 신속한 처치를 받게 해, 프랑스 육군의 사기 진작에 크게 기여한 수단이었다.

라레는 13세 때 부친을 잃고 외과 의사였던 숙부로부터 의학 교육을 받았다. 1787년부터 해군에 들어가 순양함 군의관을 역임했으며, 돌아와서는 오텔디유에서 의학 공부를 계속했다. 1789년의 바스티유 감옥 습격에도 참가한 전력이 있던 그는 공화국군에 지원해 라인 전투에서 군의로 처음 전장에 나섰고, 나폴레옹과의 인연은 그 후 신설된 군의 학교의 해부학 교수로 근무하던 중 이탈리아에 파견된 것이 처음이었다. 그는 나폴레옹의 거의 모든 원정을 함께했는데 25번의 전쟁에 참가해 대규모 60회, 소규모 400회 이상의 전투를 치렀고 3번이나 부상을 당해, 레지옹 도뇌르 훈장과 남작 서훈을 받았다. 코르비자르가 나폴레옹 황제 개인의 주치의였다면 라레는 나폴레옹이 자랑하던 '대육군(Grande Armée)'의 주치의였다고 말할 수 있을 정도였다.

그는 이집트 원정에서 말에 채여 오른쪽 무릎이 부어오른 나폴레옹을 10일 만에 완쾌시키며 실력을 인정받았다. 이집트의 아부키르 만 해전에서는 하루 1,900명을 진료하는 기록을 세우기도 했고 러

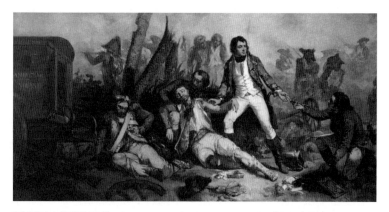

「전장에서 수술 중인 라레(Larrey opérant sur le Champ de bataille)」, 샤를 루이 뮐러(Charles Louis Müller, 1815~1892년)의 그림.

시아 원정 초기의 보로디노 전투에서는 포탄이 터지는 들판을 수술대 삼아 48시간 동안 200 증례의 절단 수술을 시행했는데, 평균 4분 만에 수술 하나를 끝냈다는 전설적인 일화가 전해 온다.[1]

　　그는 또 유방 절제술뿐만 아니라 고관절 절단 수술도 세계 최초로 성공한, 당시로는 미증유의 수술에 도전한 외과 의사였다. 당대 외과의의 실력을 가늠하는 척도였던 수술 속도에서도 그는 최고로 인정받았는데 17초 만에 팔을 절단한 기록을 보유하고 있었다. 그는 직접 고안한 구급 마차를 타고 전선을 누비면서 총알이 날아다니는 현장에서 부상병을 수술했다. 역사가들은 구급 마차 덕분에 부상 발생에서부터 수술까지의 시간을 최대한 단축할 수 있었던 점과 능숙하고 빨랐던 그의 기술이 감염의 기회를 줄였을 것으로 추측한다. 바그람 전투에서 그가 수술한 부상자의 완치율은 90퍼센트에 달했다고 하며,

스몰렌스크에서는 11명의 상지 절단술 환자 중 9명이 회복, 2명만이 소화 불량으로 사망한 것으로 기록될 정도로 그의 성적은 우수했다. 러시아 원정에서는 추위가 감염을 억제하며 마취 효과가 있음을 알고 이후 수술에 냉동 마취를 도입하기도 했다. 라레는 얼굴 상처 이외에는 되도록 봉합을 하지 않았고, 파리 샤리테 병원의 피에르조지프 드소(Pierre-Joseph Desault, 1738~1795년)가 주장하던 데브리망(debidement), 즉 찢어지거나 뭉개진 조직이나 이물질, 혹은 뼈의 조각 등을 상처 부위에서 깨끗이 제거하는 처치를 철저히 행한 후 반창고와 붕대만으로 상처 면이 서로 닿도록 당겨 붙여 주는 방법을 즐겨 사용했으며, 가능한 한 상처를 덜 건드리고 안정을 권하는 방식으로 감염 가능성을 최소한으로 줄였다고 한다.

워털루에서 영국의 아서 웰링턴(Arthur Wellesley, 1769~1852년) 장군이 "비록 우리 편은 아니지만, 이 시대의 용기와 헌신의 표상인 저 용감한 사나이가 부상자를 수습할 시간을 주어야 한다."라며 라레 쪽으로는 발포를 금지했을 정도로 그의 이름은 적군에게까지 알려져 있었다. 그는 워털루에서 총알을 맞고 쓰러져 포로가 되는데, 군사 재판에서 사형 판결을 받았으나 풀려났다. 이 과정에 예전에 그의 강의를 들은 적이 있었던 독일인 군의관이 개입했다는 설도 있으며, 왕년에 아들이 다쳐서 프랑스 군의 포로가 되었을 때 수술까지 하며 살려 주었던 라레를 알아본 프러시아의 육군 원수 게프하르트 블뤼허(Gebhard Blücher, 1742~1819년)가 모른 척해 주었다는 설도 있다.

워털루 전쟁 이후 공무에서 은퇴하고 5권으로 된 『군진 외과

론(*Mémoires de chirurgie militaire, et campagnes*)』을 저술해 군진(軍陳) 의학의 중요성을 널리 알린 그는 세인트헬레나 섬에서 사망한 나폴레옹의 유해가 프랑스로 돌아왔을 때 예전의 군복 차림으로 마중해 보는 이들을 감동시켰다고 전한다.

14장

황제의 가장 고결한 친우

날아다니는 구급차의 라레

나폴레옹의 거의 모든 원정에 동반, 25번의 전쟁에 참가해 대규모 60회, 소규모 400회 이상의 전투를 치렀던 라레는 이집트 원정에서 오른쪽 무릎이 부어오른 나폴레옹을 10일 만에 완쾌시킴으로써 의사로서의 실력을 인정받았다. 그는 세계 최초로 구급차를 전장에 도입한 인물로 도 알려져 있다.

그는 선임 외과 총지휘관이었던 페르시의 구호 부대를 개선해 이동식 야전 병원 부대를 창설했는데, 대포 대신 의무 지원 차량을 연결한 마차를 주력으로 삼은 부대였다. 이 마차는 '날아다니는 구급차' 라고 불렸는데, 2개의 큰 바퀴와 튼튼한 스프링을 장착하고 말 2마리 가 끄는 마차가 주종을 이루었다. 나폴레옹이 지휘하던 프랑스 육군 은 '대육군'이라고 불렸는데 보병, 포병, 기병 등 각종 병과를 융통성

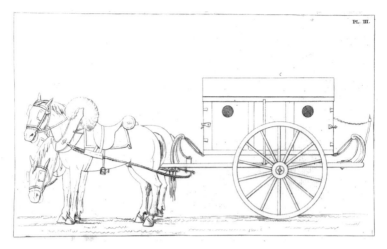

라레가 고안한 경량형 구급 마차.

있게 혼합 편성한 것이 특징이었다. 그중에서 포병 장교 출신이었던 나폴레옹이 특히 중점을 둔 것은 기병대와 같이 움직이는 기마 포병 대였는데, 대포를 끌고 전속력으로 달려 목적지에 도착하면 대포 거치에서 발포까지 채 1분도 걸리지 않을 정도로 빠른 기동력을 자랑하고 있었다. 이 부대는 적군 장교가 "우리가 총을 쏘면 프랑스 군은 곧바로 대포를 쏘아 온다."라며 한탄했다고 전해질 정도로 훈련이 우수했다. 라레는 이 부대를 본받아 부상병을 치료하는 기동 부대를 만든 것이었다.

위 그림에서 볼 수 있는 경량형 구급 마차로는 2명을 수송할 수 있었으며, 도로 사정이 여의치 않은 지형에서 주로 쓴 말 6마리에 바퀴 4개짜리 중량형 모델은 8명을 실을 수 있었다. 이 구급 마차들은 들것, 부목, 붕대, 약품, 음식물 등을 운반하는 역할도 담당했다. 이집트에서는 말 대신 낙타를 사용해 환자를 후송하기도 했다고 한다. 프랑스 육군은 전열의 후미에 수백 대의 구급 마차를 배치함으로써 전선의 병사들에게 혹시 부상을 당하더라도 의무 부대가 구원하러 올 것이라는 위안과 용기를 줄 수 있었다.

구급 마차는 오로지 환자의 신속한 치료만을 위해 고안되었으므로 타고 있는 의료진의 보호나 방어는 전혀 고려하지 않은 취약한 것이었다. 그렇지만 라레는 언제나 최전선에서 어떤 위험도 무릅쓰며 헌신적으로 치료에 임했다. 포르그라는 사람이 묘사한 라레의 모습을 읽어 보면 그가 얼마나 위험에 개의치 않고 부상자를 돌보았는지를 알 수 있다.

장군은 포대 밑의 땅에 쓰러져 있었고 포수 한 명이 장군의 상처에 손가락을 넣어 파열된 경동맥을 누르고 있었다. 라레가 필요한 처치를 하고 있는 동안 머리 위에서 산탄이 폭발했다. 땅에 떨어진 그의 모자에는 구멍이 여러 개 뚫려 있었다.

한편 라레는 병사의 계급이 아니라 오로지 부상 정도에 따라 치료의 우선 순위를 정한다는 개념을 확립한 인물이기도 했다. 요즘도 자연 재해나 전쟁으로 다수의 부상자가 생겼으나 의료 인력이 부족한 경우 의료진이 치료 순서를 표시하는 카드를 환자에게 달아 줄 때가 있다. 검은색 카드는 이미 가망이 없는 환자로, 비정하게 들릴지도 모르지만 치료 순서가 맨 뒤가 된다. 붉은색 카드는 당장 치료하지 않으면 목숨이 위험한 경우로 최우선 순위, 노란색은 필요하면 바로 치료할 수 있도록 엄중한 관찰이 필요한 환자로 2순위, 초록색은 좀 시간이 걸려도 생명에는 지장이 없는 환자로 3순위, 흰색은 의사의 처치가 필요 없고 응급 처치 후 바로 일상에 복귀하면 되는 환자를 나타낸다. 이렇게 치료 우선 순위를 결정하는 환자 분류법을 의학에서는 '트리아지(triage)'라고 부르는데 원래 '선별'이라는 뜻의[1] 프랑스어에서 유래한 것이다.

트리아지는 때로 의료 윤리에 관한 논쟁을 불러일으키기도 하지만, 이제는 대형 참사나 응급 상황에 동원된 의료진이 숙지해야 할 상식으로 자리 잡아 한정된 자원으로 가능한 한 많은 사람의 생명을 구해야 할 때 유용하게 쓰이고 있다.

1805년에 프랑스 육군의 군의 책임자로 임명된 라레는 독일, 폴란드, 러시아에까지 종군했고 1810년 남작 작위를 받았다. "만약 프랑스 육군이 감사의 뜻으로 동상을 세운다면 그건 라레의 동상이어야 할 것"이라며 "프랑스 군 최고의 외과 의사 라레에게 10만 프랑. 그는 내가 아는 한 가장 고결한 인물이었다."라는 나폴레옹의 유언이 말해 주듯 그는 황제가 가장 존경하고 좋아했던 용감한 군인이자 뛰어난 외과 의사였다.

15장

비무장의 용사들

제2차 세계 대전과 위생병

미국 육군 통계에 따르면 남북 전쟁에서는 부상자의 50퍼센트 이상이 사망했지만, 제1차 세계 대전에서는 8퍼센트, 제2차 세계 대전에서는 4퍼센트만이 사망했다고 한다. 100년도 안 되는 기간 동안 엄청난 개선이 이루어진 셈이다. 이 같은 개선에는 이 기간에 발명된 설파제와 페니실린, 그리고 외과 기술의 발전이 큰 역할을 했다. 사망률을 줄인 또 하나의 요소는 부상병을 치료하는 속도의 개선이었다. 치료의 속도, 즉 전선에서 쓰러진 병사에게 얼마나 빨리 초기 치료를 제공할 수 있는가는 '메딕(medic)'이라고 불린 위생병들에게 맡겨진 임무였다.

이 임무에는 위험이 따랐다. 먼저 위생병은 자신의 참호를 나서서 동료가 쓰러져 있는 지역으로 접근해야만 한다. 다음에는 부상

병을 간단하게 진찰한 후 상처를 살펴, 필요하면 지혈대를 감고, 때로는 모르핀을 주사하고, 소독을 한 다음 설파제를 뿌리고 붕대를 감는다. 그리고 환자를 끌고 후방으로 이동한다. 이 모든 조치가 빗발치는 적군의 포화 속에서 이루어졌다. 미국 유럽의 전사에 이름을 남긴 '메딕'을 살펴보자.

① 뉴욕 브루클린 출신의 토머스 켈리(Thomas Kelly, 1923~1988년)는 제7기갑 사단 제48기갑 보병 대대의 위생병이었다. 1945년 4월 5일, 켈리가 배속된 제1중대는 독일의 알레메르트 지역을 공격하고 있었다. 작은 계곡을 따라 전진하던 중대는 숲 뒤에 매복한 적군으로부터 전차포와 기관총의 집중 사격을 받았다. 많은 사상자가 발생했고 후퇴 명령을 받은 켈리는 부대를 따라 무사히 1차 집결지에 도착했다. 여기서 아직 전선에 부상자가 고립되어 있음을 안 켈리는 되돌아가기로 결심했다. 그는 적의 기관총 사격에 노출된 270미터 정도의 거리를 기어가 부상자를 찾아 옮기기 시작했다. 같이 나섰던 다른 두 병사가 총에 맞아 중상을 입자 켈리는 이들도 응급 처치를 한 후 아군 지역으로 옮겼다. 결국 그는 기관총탄이 난무하는 개활지를 10번이나 왕복하며 그때마다 부상자를 한 명씩 구출해 냈다.

② 1944년 8월 25일, 프랑스 중부의 몽트호 포 욘느 지역에서는 센 강을 건너 부상병을 후송하는 작전이 벌어지고 있었다. 육군 제5보병 사단 제5의무 대대 위생병이었던 해럴드 가먼(Harold Garman, 1918~1992년)은 남쪽 강안에 도착한 상륙용 보트의 환자들을 들것에 실어 구급차로 옮기던 중이었다. 부상병을 태운 보트 한 척이 강 중간

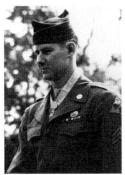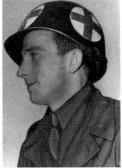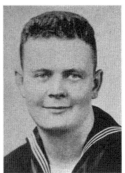

왼쪽부터 토머스 켈리, 해럴드 가먼, 존 윌리스.

쯤에 도달했을 때, 북쪽 강둑 90미터 지점에 설치된 독일군의 기관총이 불을 뿜었다. 노를 젓던 들것병과 환자들은 강물로 뛰어들었으나, 일어날 수 없는 중상자 한 명과 부상 때문에 수영을 할 수 없는 2명은 보트에 남게 되었다. 이 위급한 상황을 본 가먼은 재빨리 강물로 뛰어들어 보트로 헤엄쳐 갔다. 그는 조준 사격을 가하는 적군의 기관총탄을 피하며 있는 힘을 다해 보트를 아군 지역으로 끌어오는 데 성공했다.

　③ 미 해병 제5사단 27연대 3대대는 1945년 2월 이오지마 섬의 362고지에서 전투를 벌이고 있었다. 총에 맞은 상처 때문에 대대 치료소에 입원해 있던 중 부대의 전투 소식을 듣고 자진 복귀한 위생병 존 윌리스(John Willis, 1921~1945년)는 부상자가 속출하는 최전선에 나섰다. 그는 비 오듯 쏟아지는 일본군의 기관총과 저격수의 총탄 사이를 기어 최전방 참호에 도달, 고립되었던 부상병의 치료를 개시했다. 환자에게 혈장을 수혈하면서 참호 속에 떨어지는 수류탄을 8번이

나 되던져 내던 윌리스는 아홉 번째 수류탄이 손에서 폭발해 사망했다.

이들을 포함한 11명의 위생병이 제2차 세계 대전 중의 공로로 미국 의회의 이름으로 대통령이 수여하는, 초록색 월계관으로 둘러싸인 별 모양의 명예 훈장을 받았다. 1861년부터 육·해·공군을 통틀어 약 3,500명에게만 수여 또는 추증되었을 뿐인 명예였다.

전쟁이 시작될 즈음 훈련소에서 전투병들은 위생병을 '약장수'라고 낮추어 불렀다. 그러나 막상 전선에서 이 총도 못 쏘는 약장수들의 활약을 지켜본 병사들은 점차 이들을 '닥터'로 고쳐 부르게 되었다. 독일군마저도 아무런 무장도 하지 않은 채 오로지 십자가 완장만을 두른 이 용감한 병사들을 존경했다.[1]

비록 많은 의학 지식을 갖춘 전문가는 아니었지만, 자신이 맡은 환자를 최우선으로 돌보려던 이 젊은이들의 책임감과 희생 정신은 전쟁터에서 의료인이 가져야 할 태도를 보여 준 군진 의학의 모범이었다.

16장

작은 몸, 큰 마음

제임스 배리

「피터 팬」의 작가 제임스 배리(James Barrie, 1860~1937년)는 1860년 스코틀랜드에서 10남매 중 일곱 번째 아이로 태어났다. 그와 형제들은 성실한 직물공이었던 부친 덕분에 부유한 유년기를 보낼 수 있었다. 그러나 제임스가 6세 되던 해 그의 운명을 바꾸어 놓는 사건이 발생했다. 양친의 총애를 한몸에 받던 둘째 형 데이비드가 스케이트 사고로 사망했던 것이다. 집안의 희망이자 가장 기대했던 아들을 잃은 슬픔에 어머니는 몸져눕고 말았다.

어두컴컴한 방의 병상에 누워 정신이 오락가락하는 어머니는 제임스를 볼 때마다 데이비드로 착각해 말을 걸었다. 평소 형의 그늘에 가려서 관심을 받지 못했던 제임스는 뒤늦게라도 어머니의 사랑을 차지하고 싶은 나머지 데이비드의 행세를 하기 시작했다. 그런데 세월이 흘러도 어머니의 기억 속 데이비드는 죽기 전의 모습 그대로였다. 제임스가 보기에 어머니가 그리는 형은 나이를 먹지도 않으면서 조금도 어른을 실망시키지 않는 완벽한 어린이였다. 수년에 걸친 이 강렬한 경험은 제임스의 성장에 큰 영향을 미쳤다. 어머니가 좋아하는 "자라지 않는 아이"로 살기 위해서였는지 그의 키는 150센티미터 정도에 머물렀으며 정서적으로도 평생 어린이의 영역을 크게 벗어나지 않았다.

작은 키에 감성적이고 수줍은 성격의 청년으로 자란 제임스는 에든버러 대학교를 졸업하고 직장을 찾아 런던으로 갔다. 어려서부터 글을 잘 썼던 그는 런던에서 신문 기자, 소설가를 거쳐 극작가가 되었으며 1894년에 여배우였던 마리 앤셀(Mary Ansell, 1894~1909년)과 결혼했다. 그러나 몹시 원했음에도 불구하고 배리 부부는 아이를 가지지 못했다. 성불구자라는 소문이 돌 정도로 배리가 섹스에 관심이 없었기 때문이었다. 부부는 스위스 루테른으로 간 신혼 여행에서 사 온 세인트 버나드 종 개를 끌고 켄싱턴 공원에 나가 남의 아이들과 노는 것으로 위안을 삼곤 했다.

그러던 어느 날 배리는 공원에 다섯 형제를 데리고 나온 르웰린 데이비스 부부를 만났다. 그들은 곧 친해졌고 그 후 배리에게는 공원에서 아이들에게 이야기를 들려주는 것이 커다란 즐거움이 되었다. 불후의 명작 「피터 팬, 자라지 않는 아이(Peter Pan; or, the Boy Who Wouldn't Grow Up)」의 여러 캐릭터와 줄거리는 이 공원에서 만들어진 것이었다. (주인공 '피터 팬'의 피터는 셋째 아이의 이름에서, 팬은 그리스 신화에 나오는 숲의 신에서 따왔다.) 1904년에 발표된, 배우가 커다란 개를 연기하고 꼬마 주인공들이 하늘을 날아다니는, 당시로는 전혀 새로운 감각의 이 연극은 영국과 미국에서 대성공을 거두었다.

어린 시절 겪었던 정신적 충격을 환상적인 작품으로 승화시킨 배리는 언제나 어려운 사람, 특히 어린이들을 돌보기 위해 노력을 아끼지 않았다. 르웰린 부부가 연달아 암으로 죽자 남겨진 아이들의 후원자가 되어 성장할 때까지 돌보아 준 것이나, 1929년에 아픈 어린이를 돕기 위해 설립된 그레이트 오먼드 스트리트 병원에 소설 『피터와 웬디(*Peter and Wendy*)』의 저작권을 전부 양도한 것 등은 그 대표적인 사례였다. 이 파격적인 기부 덕분에 피터 팬이 소설로 출판되거나 연극, 영화로 만들어질 때마다 병원은 엄청난 저작권료 수입을 올릴 수 있었다.[1]

의학적으로 배리의 경우는 스트레스로 인한 '심인성 소인증'의 대표적인 사례라고 한다. 한편 그가 창작한 피터 팬은 1983년 심리학자 댄 카일리(Dan Kiley, 1942~1996년)가 현대 산업 사회의 문제 중 하나인 "성숙되지 못하고 자기도취적인 남성상"을 피터 팬 증후군(Peter Pan syndrome)이라고 부른 이후 심리학 분야에서 널리 쓰이는 상징이 되었다.

17장

류머티즘 관절염도
꺾지 못한 예술혼

피에르오귀스트 르누아르

"세상에는 즐겁지 않은 일들이 너무 많으니 예술이라도 아름다워야 하지 않겠는가?"라던 인상파의 거장 피에르오귀스트 르누아르(Pierre-Auguste Renoir, 1841~1919년)는 원래 파리의 도자기 공장에서 그릇에 그림을 그리던 화가였다. 그는 마치 화가가 되기 위해 태어난 듯 양손을 자유자재로 사용했고 멀리 나는 새를 맨눈으로 구분할 정도로 시력이 뛰어났다. 그는 또 예술가답지 않게 규칙적 생활을 하는 인물이기도 했다.

1897년의 어느 비 오는 가을날, 56세의 르누아르는 자전거가 넘어지는 바람에 오른쪽 팔에 골절상을 입었다. 이 사고로 6주 동안 팔을 고정하는 처치를 받고 난 그가 관절에 원인 모를 통증을 느끼기 시작한 것은 이즈음부터였다. 신랄한 농담을 즐겨 하던 친구 에드가르 드가(Edgar Degas, 1834~1917년)는 르누아르에게 골절이 류머티즘의 원인이 되는 수도 있다는데 주의하는 게 좋을 것이라고 겁을 주었다. 말이 씨가 되었는지, 이로부터 20년간 그는 류머티즘 관절염과 끝없는 투쟁을 하며 살게 된다.

17세기의 화가 페테르 루벤스(Peter Rubens, 1577~1640년)도 괴롭혔던 이 병은 손가락을 비롯한 몸 전체의 여러 관절에 동시다발적으로 염증이 생기고 그 결과로서 관절 마디의 형태까지 변하는 면역학적 난치병이었다. 르누아르는 주치의의 지시에 따라 매일 약을 먹고 날씨가 따뜻한 남프랑스로 이사하는 등 애를 썼지만 효과가 없었다. 세월이 갈수록 관절염이 심해지며 그는 인생의 마지막 10년을 휠체어에 의지해 살 수밖에 없었다. 그의 양손은 모두 엄지가 안쪽으로 굽었고 다른 손가락도 크게 굽어 버렸다. 그럼에도 그는 붓을 놓지 않았다. 이때 르누아르가 손에 붓을 붕대로 묶고 그림을 그렸다는 것은 널리 알려진 전설이다.

그러나 영화 감독으로 유명한 아들 장 르누아르(Jean Renoir, 1894~1979년)는 이 거장의 만년을 다음과 같이 회고하고 있다. "아버지의 손은 날이 갈수록 경직이 심해져 물건을 집는 일조차 불가능해졌다. 그러나 그림붓을 손에 묶어 그림을 그렸다는 이야기는 사실무근이다. 붕대는 피부가 약해져 붓이 닿는 부위에 상처가 생겼기 때문에 쓰셨던 것이다. 오히려 붓을 지탱하기 꼭 알맞을 정도로 손가락이 굽어 있었던 것이 아닌가 싶다."

르누아르의 팔은 노년에도 튼튼했고 시력도 전혀 떨어지지 않았다. 인물화의 눈동자에 아주 미세한 빛의 반사를 표현하는 작은 점을 찍을 때, 그의 붓은 명사수가 쏜 총알처럼 목적한 곳에 똑바로 도달하곤 했다.

아름다운 여성을 주된 소재로 택했던 르누아르는 뜻밖에도 여성은 열등하다고 여기던 남성 우월주의자였다. 그러나 밖에서 "나는 문맹인 여성이 제일 좋다."라고 말하던 그도 집안에서는 부인인 알린 르누아르(Aline Renoir, 1895~1915년)에게 꼼짝 못 하던 공처가이기도 했다. 1919년 78세로 사망한 르누아르의 직접 사인은 류머티즘이 아닌 폐렴이었다.

18장

석유왕의
가장 성공한 사업

존 데이비슨 록펠러

석유왕 존 데이비슨 록펠러(John Davison Rockefeller, 1839~1937년)의 사회적 평판은 좋지 않았다. 한 달에 많게는 5만 건에 달했다던 기부 요청을 다 들어줄 수 없었던 탓도 있지만, 그는 대중에게 욕심 많은 자본가로 비쳤고 언론의 비판도 받았다. 시카고 대학교 설립 등 다양한 사업에 이미 많은 기부를 했던 그가 새로운 의학 연구소를 세우게 되는 데에는 이러한 분위기와 함께 자선 사업에서 그의 대리인 역할을 했던 프레더릭 게이츠(Frederick Gates, 1853~1929년) 목사의 의견이 크게 작용했다.

1897년 윌리엄 오슬러의 내과학 책을 여름 휴가 동안 의학 사전을 찾아 가며 통독한 뒤 많은 질병이 원인도 모르고 치료법도 없다는 사실을 깨달은 게이츠는 파리의 파스퇴르 연구소나 베를린의 코흐 연구소와 비슷한 시설을 만들어 의학에 투자하는 것이 장차 가장 큰 성과를 거둘 수 있으리라고 록펠러에게 건의했다.[1]

록펠러가 의학 연구소 계획을 실천에 옮긴 것은 1900년이었다. 그는 향후 10년 동안 매년 20만 달러의 기부를 약속하며 이 사업의 책임자로 존스 홉킨스의 초대 학장이었던 윌리엄 웰치(William Welch, 1850~1934년) 박사를 초빙했다. 웰치는 미국에 독일식 의학을 도입한 인물로 독일 유학 당시 코흐의 탄저균 감염성 증명을 목격했던 연구자였다. 웰치는 미국에서 가장 우수한 젊은 병리학자였던 제자 사이먼 플렉스너(Simon Flexner, 1863~1946년)를 연구소 소장으로 지명했는데, 플렉스너는 펜실베이니아 대학교 종신 교수직을 포기하면서까지 이 제안을 받아들일지를 수개월 동안 고민하다 "첫째, 연구원을 초빙할 때 능력에 맞는 보수를 지불할 것. 둘째, 임상 연구가 가능하도록 작은 부속 병원을 연구소에 설립할 것"이라는 두 가지 조건을 걸고 소장직을 수락했다.

37세에 소장에 취임한 플렉스너에게는 인재를 발견해 내는 뛰어난 재능이 있었다. 그는 능력이 우수하지만 자리를 잡지 못하고 있는 인간, 성격이 모난 독불장군, 좀 이상하다고 알려진 괴짜들을 전 세계에서 모아 왔다. 이들에게 자유로운 분위기를 조성해 주면 창조적인 일을 해 내리라고 믿었기 때문이었다. 살바르산을 만든 독일의 파울 에를리히, 매독균 연구의 권위자였던 일본의 노구치 히데요(野口英世, 1876~1928년), 미국에서 처음으로 노벨 생리·의학상을 받게 되는 프랑스의 알렉시스 카렐(Alexis Carrel, 1873~1944년) 등이 바로 그들이었다.

　록펠러는 연구소 기금 관리를 과학자에게 맡겼는데 이는 유례가 없는 획기적인 시도였다. 위대한 두뇌를 잡일에서 해방시켜 자유롭게 연구에만 몰두하도록 한다는 것이 연구소의 암묵적인 약속이었다. 그는 심지어 연구소를 방문조차 하지 않았다. (그는 "다른 사람들도 견학을 오니 한 번 들르시라."라는 관계자의 권유를 "나까지 그들의 시간을 빼앗으면 안 되지 않겠는가?"라며 번번이 거절했다고 한다.)

　1910년 뉴욕에서 뇌척수막염이 유행했을 때 연구소는 시민들에게 대량의 항혈청을 무료로 제공해 명성을 떨쳤고[2] 1912년에는 카렐의 노벨상으로 미국을 선도하는 의학 연구소로서 위상을 확립했다. 록펠러는 평생 6100만 달러를 연구소에 기부했는데 현재 가치로는 6억 달러(약 7200억 원)가 넘는 막대한 금액이었다. 1965년에 록펠러 대학교로 이름을 바꾼 의학 연구소는 1970년대까지 16명의 노벨상 수상자를 배출해 록펠러의 가장 성공한 자선 사업이라는 평가를 받았다.

19장

나의 오랜 친구

지그문트 프로이트

정신 분석학의 창시자 지그문트 프로이트(Sigmund Freud, 1856~1939년)는 시가를 좋아했다. 그는 시가가 집중력과 자제심 강화에 크게 기여한다고 주장하며 죽는 날까지 담배를 피웠던 애연가였다. 그러나 그 대가는 너무도 컸다. 만년에 입천장에 생긴 악성 종양과 무려 16년에 걸친 힘겨운 싸움을 벌여야 했으니 말이다.

처음으로 암 진단을 받은 1923년, 그는 턱과 입천장 및 코사이 막의 일부를 떼어 내고 인공 턱을 대신 넣는 첫 수술을 받았다. 그러나 이는 시작에 불과했다. 자신도 의사였으며 현대 의학을 절대적으로 신뢰했던 프로이트는 남은 평생 암을 잘라 내고, 암이 생길 부위와 조직을 제거하고, 방사선을 쪼이고, 때때로 새로운 인공 입천장과 턱을 집어넣는 36번의 수술을 받아야만 했다.

특히 인공 턱은 프로이트를 몹시 괴롭혔다. 잘 맞지가 않아서 말을 제대로 할 수가 없는데다 무엇보다도 입안을 계속 자극하여 상처와 궤양이 아물지 않게 하는 것이 문제였다. 1936년 이후에는 발음마저 불분명해져서, 정신 분석학자로 성장한 그의 조수이자 막내딸인 안나 프로이트(Anna Freud, 1895~1982년)가 모든 원고를 대신 읽었다. 또 수술 후유증으로 오른쪽 귀가 들리지 않게 되거나, 국소 마취를 위해 투여한 약이 심장에 문제를 일으킨 적도 있었다. 하지만 그는 이 모두를 꿋꿋이 견뎠다.

처절했던 투병 과정이 그의 정신 세계를 더욱 맑고 깊게 만들어 주었을지도 모르는 일이지만, 이루 말할 수 없는 고통에 시달리면서도 프로이트는 편지 속에서 암을 "나의 오랜 친구"로 표현하는 유머 감각을 잃지 않았다. 그러나 그토록 의지가 굳던 그도 애견 '요피(Jofi)'가 주인에게서 나는 악취를 피해 도망가 버렸을 때는 몹시 상심해 멍하니 바라보고만 있었다고 한다.

드디어 죽음이 가까워져 왔다고 깨달았던 것일까. 1939년 9월 21일 프로이트는 병상에서 주치의 막스 슈어(Max Schur, 1897~1969년)에게 "박사, 끝까지 저를 보살펴 주시겠다고 약속하셨던 것을 기억하시지요? 이제는 더 고통을 참는 것이 의미가 없다고 생각되는군요."라고 말을 걸었다. 박사가 "물론 그 약속은 기억하고 있습니다."라고 답하자 프로이트는 안도의 한숨을 내쉬며 감사의 뜻을 표했다. 슈어는 약속했던 대로 환자의 고통을 덜어 주기 위한 결단을 내렸다. 안락사의 수단으로 선택된 것은 모르핀이었다.

다음 날, 슈어는 프로이트의 팔에 모르핀을 20밀리그램 주사했다. "통증이 사라져 잠들기 시작한 그의 얼굴에서 고문을 받는 것 같던 고통스런 표정이 모두 사라졌다. 같은 양의 모르핀을 12시간 후에 다시 투여하자 이미 쇠약해져 있던 그는 곧 위독한 상태에 빠졌고 영원히 잠들었다."라고 박사는 기록하고 있다. 1939년 9월 23일 새벽, 나치를 피해 떠나온 망명지 런던에서, 프로이트의 길었던 암과의 투쟁은 이렇게 끝이 났다.

20장

"여성의 몸은
여성 자신의 것."

마거릿 생어

빈곤 계층의 잦은 출산은 20세기 초까지 여성의 건강에 직접적인 위협이 되고 있었다. 마거릿 생어(Margaret Sanger, 1879~1966년)의 어머니도 아이를 11명 낳고 자연 유산을 7번 경험한 끝에 겨우 50세의 나이에 결핵으로 사망했다. 당시 19세였던 마거릿은 장례식장에서 "아버지가 어머니를 죽였어요. 어머니는 아이를 너무 많이 가져서 쇠약해졌기 때문에 돌아가신 거라고요."라며 아버지를 원망했다고 한다. 어린 마거릿의 생각에 부유한 동네 사람들은 아이가 그리 많지 않은데 비해 자기 동네의 가난한 사람들은 수입보다 아이가 너무 많았다.

가난, 육체 노동, 실업, 무지, 주정뱅이, 싸움 등이 일상다반사였던 고향의 기억을 뒤로한 그녀는 언니들의 도움으로 뉴욕의 간호학교를 졸업했다. 산과와 부인과를 주로 담당하며 뉴욕 시의 방문 간호사로 일하던 이 시기 그녀는 가난한 여성들이 피임법을 몰라 임신을 하고 불법 유산에 따른 감염이나 출혈로 죽어 가는 것을 여러 차례 목격했다. 자신이 맡은 환자가 희생될 때마다 그녀는 한두 사람을 정성껏 간호하는 것만으로는 문제가 해결되지 않음을 절실히 느꼈다.

그녀가 산아 제한 운동을 주도하게 된 것은 1909년 남녀의 차이는 해부학적 차이, 즉 신체 구조 상의 차이에서 온 것으로 남녀 성역할 구분은 절대적이며 여성의 성역할 확립이 남성보다 힘들다고 주장한 프로이트의 "성과 사회화" 강연을 듣고 이에 반발하면서부터였다. 그녀는 억압받는 여성을 위해 피임법을 널리 알리는 시민 운동에 나섰다. 그러나 당시는 의사가 아닌 사람이 피임에 관해 이야기하는 것마저도 외설로 취급받으며 불법이었던 시절이었다. 나쁜 법을 바꾸려면 법을 어기는 수밖에 없다며 꾸준히 여성을 대상으로 계몽 운동을 주도한 그녀는 여러 차례 감옥을 드나들었다. 그중에는 우편을 통해 피임 기구를 보급하다 체포된 일도, 산아 제한 전문 병원을 세우고 여성들을 교육, 상담하다 감옥에 갇혀 단식 투쟁을 한 적도 있었다.

좌절을 모르는 생어의 50년에 걸친 끈질긴 노력은 결국 열매를 맺었다. 그녀는 법률적으로 여러 차례 승리를 거두었고 산아 제한이라는 개념을 보급하기 위해 각종 단체를 조직하는 데도 상당한 성과를 거두었다. 그러나 아직 할 일이 많았다. 가장 필요한 것은 좀 더 효과적인 피임법이었다. 콘돔과 피임용 격막의 성능은 향상되었지만 가격이 비쌌고 사용하기에 불편했기 때문이었다.

젊어서부터 값이 싸고 안전하면서도 편리한 피임약의 필요성을 절감했던 그녀는 1951년 하버드 대학교 조교수를 역임한 생식 내분비학계의 선구자 그레고리 핀커스(Gregory Pincus, 1903~1967년)를 설득해 경구 피임약 개발에 나섰다. 연구 자금은 곡물 수확기를 생산해 큰 부를 쌓은 인터내셔널 하베스트 사의 상속인 캐서린 맥코믹(Katharine McCormick, 1875~1967년) 여사의 기부로 조달했다.

당시로는 드물게 매사추세츠 공과 대학을 졸업했고, 남편 스탠리 맥코믹(Stanley McCormick, 1874~1947년)의 정신병이 자녀에게 유전될 가능성을 염려하던 맥코믹 부인은 피임에 관심이 많았다. 당시에 조현병은 유전되는 것으로 알려져 있었다. 얼마 지나지 않아 핀커스의 연구는 결실을 맺었다. 내분비학과 화학의 발달에 따른 호르몬 합성 기술이 뒷받침한 새 피임약은 임상 시험을 거쳐 1960년 미국 식품의약국(FDA)의 승인을 받았다. '완벽한 피임약'을 원하던 생어의 오랜 꿈이 이루어지는 순간이었다.

"해부학은 숙명이다."라던 프로이트의 주장을 극복하고 인류 역사상 처음으로 여성이 자신의 의지대로 생식 과정을 조절할 수 있도록 평생을 싸웠던 여성 운동가 마거릿 생어는 1966년 82세를 일기로 사망했다.

3부
위대한
의사

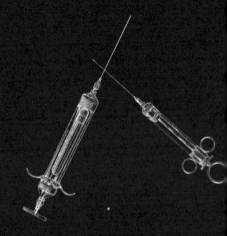

하비는 심장 박동이 느린 뱀을 주된 실험 동물로 사용해 심장의 수축과
동맥의 확장, 그로 인한 맥박의 관계를 밝혔다. 이는 혈관이 스스로 확장과
수축을 반복한다는 그리스 이래의 학설을 뒤집는 것이었다. 그는 또
혈액의 순환을 증명하기 위해 양적인 증거도 제시했다. 1분에 60~70번
박동을 하는 심장이 하루 종일 짜내는 혈액의 양이 우리가 먹는 식사나
음료의 양과는 비교도 안 될 정도로 엄청나게 많음을 수학 계산으로 보여
준 것이었다. — 「실험으로 혈액 순환론을 증명하다」에서

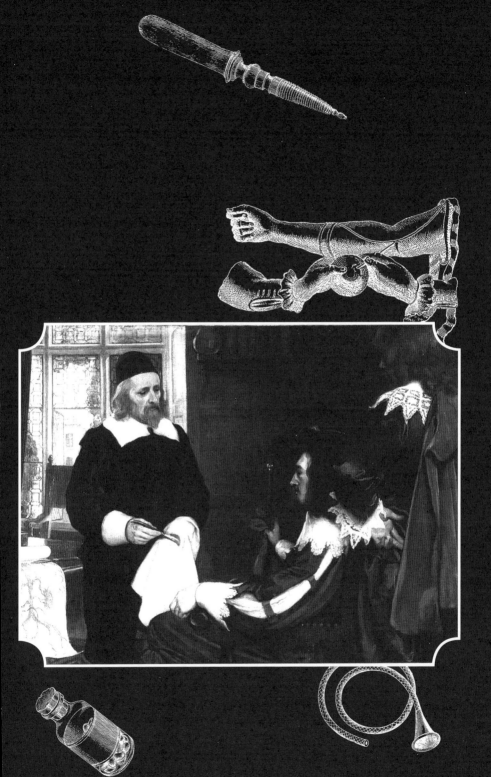

21장

서양 의학의 아버지

히포크라테스

'서양 의학의 아버지'로 불리는 히포크라테스의 인물이나 생애에 관해서는 별로 알려진 것이 없다. 그가 기원전 460년 그리스 코스 섬에서 태어났으며, 의사였던 아버지를 비롯한 같은 학파의 의사, 소피스트, 철학자 들에게 교육을 받았다는 기록이 있을 뿐이다. 플라톤(Plato, 기원전 427~347년)이 "의학도를 전문적으로 훈련시키는 사람"으로 소개한 그는 젊어서 마케도니아 왕의 병을 알아맞힌 일을 계기로 유명해지자 그리스 전국을 방랑하며 일생을 보낸 개업 의사였다.

동네 병원에 가면 가끔 수염을 길게 기른 품위 있는 할아버지 모양의 히포크라테스 입상을 볼 수 있다. 그러나 이것은 그리스 유적지에서 발굴된 신원 미상의 석상을 모델로 후세 사람이 창작한 가짜이다. 히포크라테스의 얼굴 생김에 관해서는 아직 이론이 많지만, 1세

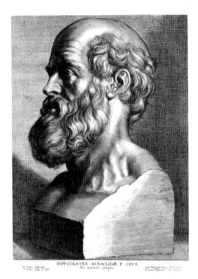
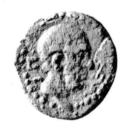
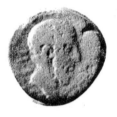

그동안 믿어 왔던 히포크라테스의 모습(왼쪽)과 코스 섬의 동전(오른쪽).

기경 코스 섬의 동전에 나오는 '대머리에 넓은 코, 짧은 수염을 가진 좀 못생긴 할아버지 얼굴'이 진짜일 가능성이 가장 높다고 여겨진다. 이 얼굴은 1940년에 발견된 다른 흉상과도 일치하는데, 못생겼기 때문에 오히려 더 믿음이 간다고 한다.

일부 기록으로 히포크라테스의 의료 활동 역시 추측해 볼 수 있다. 그리스 의사는 떠돌아다니며 의업을 했는데 자신의 숙소나 환자가 있는 집의 사랑방에서 진료하다 다른 곳으로 옮겨 가곤 했다. 의사들은 환자 본인에게는 병의 증세가 어떤지, 앞으로 얼마나 더 아플 것인지 등을 이야기하지 않았다. 급병인 경우 환자의 걱정을 덜어 주기 위해 치료비 이야기도 하지 않는 것이 보통이었다. 또 환자가 다

나을 때까지 돈을 받아서는 안 되며, 자주 진찰을 한다고 돈을 더 받는 것도 아니었다고 하니 요즘 말로는 포괄 수가제에다 후불제였던 셈이다.

이렇게 각지를 떠돌며 영업을 하는 의사에게는 당연히 평판이 매우 중요했기에 좋은 이미지를 유지하기 위해 너무 돈에 집착하지 말라고 가르쳤다는 기록도 남아 있다. 때로는 환자를 공짜로 치료해 주기도 했지만, 일반적으로 치료비를 감당하기 어려운 형편의 환자들은 의사가 데리고 다니던 조수나 노예에게 치료를 받았다. 또 잘 모르겠으면 동료 의사에게 물어볼 것이며 환자 앞에서 동료끼리 싸우지는 말라는 글이 있는 것으로 보아 그리스 의사들은 환자를 빼앗기 위해 모르면서도 아는 척하고, 동료끼리 곧잘 싸웠던 모양이라고 추론해 볼 수도 있다. 당시 그리스에는 의학 학파가 여럿 있었지만, 히포크라테스와 제자들은 특히 식이 요법에 뛰어났다고 하며 병을 정확히 진단하고 앞으로의 변화를 잘 예측하는 것으로도 명성을 떨쳤다.

히포크라테스가 원래 코스 섬 의학 도서관의 사서였으며 실수로 불을 내서, 아니면 라이벌 학파의 의학 서적을 불태워서 그리스 본토로 쫓겨 간 의사라는 학설도 있다. 그러나 이 주장의 진위 여부와 무관하게 평생토록 환자를 돌보며 수많은 제자를 키워 낸 히포크라테스는 점점 신화적인 인물이 되어 갔고, 85세 또는 109세까지 살았다는 그의 무덤 위에 생긴 벌집의 꿀은 모든 병을 낫게 한다는 전설까지 얻게 되었다. 어쨌건 고결한 인격, 친절, 애국, 의협심을 가진 명의로 상징되는 히포크라테스는 알렉산드로스(Alexander III Magnus, 기원전 356~323년)가 훌륭한 군인과 정치가를, 마르쿠스 브루투스(Marcus Brutus, 기원전 85~42년)가 독재에 반대하는 혁명가를 만들어 낸 것처럼 수천 년 동안 좋은 의사를 만드는 롤 모델로서 공헌했다고 할 수 있다.

22장

누가 만들었는가?

히포크라테스 선서

히포크라테스 선서는 히포크라테스 학파에서 제자들에게 전통적으로 강제해 왔던 것이라고 하지만, 그 실제 기원은 알려져 있지 않다. 다만 선서 내용으로 추측할 때 시대적으로는 기원전 5세기와 기원후 1세기 사이에 만들어진 듯하다. 왜냐하면 아스클레피오스는 기원전 5세기 전에는 신격화되지 않았고 아폴론은 기원후 1세기 이후에는 기도 대상으로 받들어지지 않았기 때문이다. 또 이 선서는 내용이 선서라기보다는 장인과 도제 간의 계약서에 더 가까운데 중세에 이르기까지 실제 이 용도로 널리 사용되었던 것 같다. 그 증거로 현재까지 남아 있는 기독교와 아라비아 양식 선서들은 내용 중에 나오는 이교의 신이 각각 자신들의 신으로 대체되어 있다. 갈레노스는 아스클레피오스 일족이 대대로 고대 의학의 해부학 지식을 전수해 왔다고 기

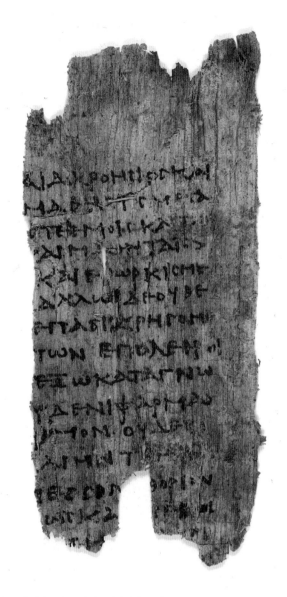

3세기의 것으로 추정되는 히포크라테스 선서 파피루스의 조각.

록했는데, 많은 사람은 아스클레피오스 학파에 가입할 때 요구되던 서약이 바로 이 선서였을 것으로 추측한다.

선서 내용에는 현대인이 이해하기에 혼란스러운 부분이 꽤 있다. 결석 치료를 위한 절개를 금지한 구절은 기독교 시대의 선서에는 생략되어 있는데, 그리스 사람들은 절개와 거세를 비슷하게 생각해 싫어했지만 승려들의 독신주의 개념이 존중되던 기독교 시대에는 충분히 수용할 수 있게 되었기 때문으로 추측된다. 또 '독약의 투여를 금지'하는 내용은 실제로는 '치명적일 수 있는 약들의 신중한 투여'로 해석해야 할 것이다. 즉 현대식으로 말하자면 치료약의 용량과 용법을 준수하라는 내용이라고 해석할 수 있다.

최근에 유력한 또 다른 견해로는 이 선서가 코스나 크니도스 학파와는 무관하게 인도의 영향을 받은 작은 종교 집단이던 피타고라스 학파의 의사들이 만든, 잘못된 현실에 대한 개선안이라는 학설이 있다. 그 증거로서 기독교 전파 전이었던 당시에는 선서가 행해지지 않았으며, 선서를 언급한 기록도 없고, 그리스에서는 낙태가 공공연히 이루어졌을 뿐만 아니라, 의사들이 독약을 주는 자살은 로마 시대까지 정당하게 인식되었다는 것이다. 또 히포크라테스 학파의 외과 관련 저술에서 보는 바와 같이 그 시절 의사들은 내과와 외과를 겸했는데 칼을 쓰지 않겠다는 조항도 당시 상황과 모순되는 점이다. 이것은 종교적인 이유에서 피를 보는 것은 좋지 않은 일이라는 인식과 수술은 환자를 죽음에 이르게 할 수도 있으므로 하지 말자는 뜻에서 비롯된 것으로 보인다. 이 서약을 지키면 유명해진다는 선서의 마지막 구절은 의사 면허가 없던 당시 떠돌이 의사들에게 명성이 중요했음을 반증한다고 볼 수 있다.

1948년 제네바에서 열린 세계 의학 협회 심포지엄에서는 히포크라테스 선서의 내용 중 시대와 맞지 않는 부분을 고친 '제네바 선서'를 채택했고 1968년 시드니에서 이를 다시 개정했다. 오늘날 세계 각국의 의과 대학에서 행하는 히포크라테스 선서는 이 제네바 선서를 바탕으로 학교별로 개성을 살린 다양한 내용을 포함하고 있다.

23장

가장 오랫동안 의학을 지배한 사람

갈레노스

히포크라테스 이후 그리스 의학의 법통을 이은 선구자 갈레노스는 기원후 130년에 알렉산드리아와 함께 당시 문화의 중심지로 꼽히던 소아시아의 그리스 식민 도시 페르가뭄에서 태어났다. 갈레노스라는 이름은 그리스 어로 "조용하다."라는 뜻이었는데 수학자이며 건축가였던 아버지 니콘은 아들이 17세가 되자 아스클레피오스 학파에 보내 의학 수업을 시켰다. 갈레노스는 20세부터는 스미르나, 코린트, 알렉산드리아 등지를 돌아다니며 다양한 의학 지식을 흡수했는데 그중에서도 알렉산드리아는 당시 해부학의 중심지로 이름이 높은 곳이었다.

유학을 마치고 고향으로 돌아온 갈레노스는, 요즘으로 치면 국가 대표 축구팀 주치의와도 비슷한 검투사 담당 의사가 되었다. 그는 뛰어난 실력을 인정받아 3년 연속 계약을 연장하며 임상 경험을 쌓았는데, 몇몇 학자는 갈레노스가 검투사의 상처를 돌보며 심장이나 다른 장기의 구조에 관한 정확한 지식을 얻었으리라고 추측하기도 한다.

31세가 된 갈레노스는 황제의 주치의가 되려는 청운의 꿈을 품고 세계의 중심 로마로 떠났다. 객지에서 이름을 알리기 위해 고군분투하던 갈레노스는 동향 출신 철학 교수가 황달에 걸렸을 때 스스로를 추천해 치료를 담당했다. 그가 유명한 교수의 병을 낫게 하고 예후를 델포이 신탁처럼 정확하게 알아맞히자 황제의 사위, 숙부 등도 고객이 되었고, 철학을 좋아하던 마르쿠스 아우렐리우스(Marcus Aurelius, 121~180년) 황제도 그를 알게 되었다.

그러나 확신에 넘친 태도로 아무 학파의 치료법이나 마구 섞어서 사용하는 갈레노스는 곧 다른 의사들의 눈 밖에 날 수밖에 없었다. 당연히 로마의 주요 의학파는 갈레노스의 주치의 임명을 극구 반대했다. 동료들에게 배척당한 갈레노스는 때마침 유행한 페스트를 피해 하릴없이 낙향했지만, 페스트가 물러간 수 년 후 다시 황제의 초청을 받고 돌아와 주치의가 되겠다는 오랜 꿈을 마침내 이루었다.

갈레노스는 의학교를 나오지 않았으며 어느 학설이든 옳다고 생각되면 솔직히 인정하는 열린 마음의 소유자였다. 동물의 해부에 관심이 많았던 그는 수백 권의 책을 썼는데 그중 22권이 남아 있다. 그리스 어로 된 이 저술들은 양도 많지만, 의학의 거의 전 분야를 망라하고 있다. 일례를 들면, 1,300여 년 후에야 '해부학의 아버지' 안드레아스 베살리우스(Andreas Vesalius, 1514~1564년)나 '혈액 순환설'의 윌리엄 하비(William Harvey, 1578~1657년)에게 도전받게 되는 갈레노스의 '혈액과 심장에 관한 학설'은 매우 논리적이어서 이것으로 여러 가지를 설명할 수 있었다. 동맥혈과 정맥혈, 들숨과 날숨의 성질을 설명할 뿐만 아니라 음식물, 혈액의 흐름, 체온, 신체 체계 등과 이들 상호 간의 관계를 정의하는 이 학설은 혈액이 생명을 유지하는 데 필수 불가결하며 여러 물질을 운반한다는 점 등을 인정하고 있었다. 지금으로부터 1,800년도 더 앞선 기원후 2세기에 이 정도의 의학 지식을 가진 인물이 존재했다는 것은 실로 놀라운 일이 아닐 수 없다.

중세에는 아리스토텔레스(Aristotle, 기원전 384~322년)의 철학과 갈레노스의 의학이 교회가 인정하는 절대 진리로서 가르쳐졌으며 이를 부정하는 사람은 교회의 반역자로 고발되어 파문되거나 화형에 처해졌다. 기원후 210년에 죽은 갈레노스가 역사에서 근대 의학의 발전을 저해한 인물처럼 인식되는 데는 이런 사연이 있기 때문이다. 막상 영문도 모를 당사자로서는 참으로 억울할 일이 아닐 수 없다.

24장

훌륭한 의사의
조건이란

중세의 의사들

'수도원 의학'으로 불렸던 사제에 의한 의학이 끝나 가는 시점에서 유럽에서 가장 의학이 발전한 곳은 지리적으로 아라비아의 영향을 받기 쉬웠던 이탈리아 반도의 살레르노였다. 9세기에 설립되어 11세기에 전성기를 맞은 살레르노 의학교는 유대 인, 그리스 인, 아라비아 인, 라틴 인으로 이루어진 4명의 교수가 내과 중심으로 가르쳤으며 5년의 교육 과정을 마치고 졸업 시험에 합격하면 의사 칭호와 진료 자격을 얻을 수 있었는데, 여자 의사도 있었다.[1]

유럽에서 가장 오랜 역사를 자랑하는 대학인 볼로냐 대학교에서도 외과를 가르쳤는데 루카의 우고(Ugo de' Borgognoni da Lucca, 1180~1258년)와 그 아들 테오도리코(Teodorico de' Borgognoni, 1205~1296년)가 강의를 담당했다. 이 시기에 활약한 살리체토의 구글리엘모

(Guglielmo da Saliceto, 1210~1277년)는 아라비아에서 전래된 지짐법(혈관을 불에 달군 인두로 지져서 지혈하는 방법)에 최초로 반대한 인물이었는데 그의 제자 밀라노의 우고 란프랑코(Ugo Lanfranco da Milano, 1250~1310년)는 식도 삽관, 절단된 신경의 봉합, 창자의 봉합, 골절된 머리뼈의 개두술 등에 관해 기록을 남기고 있다. 란프랑코의 가장 큰 업적은 프랑스 최초의 외과 학교인 성 고스마와 성 다미아노 형제회(Confrérie de Saint-Côme et de Saint-Damien)의 설립에 관여하고 그 명성을 높이는 데 크게 기여한 것이었다.[2]

13세기 말이 되자 이탈리아 대학의 영향력이 쇠퇴하고 프랑스의 몽펠리에와 파리 대학교가 그 자리를 차지하게 되었다. 그중에서도 파리 대학교는 14세기 내내 유럽 의학의 중심이었다. 당시 가장 명성이 높았던 외과 의사는 앙리 드 몽빌(Henri de Mondeville, 1260~1320년)과 기 드 숄리아크(Guy de Chauliac, 1300~1368년)였는데 이들도 란프랑코와 마찬가지로 성직자였다. 루이 10세(Louis X, 1289~1316년)의 주치의였던 몽빌은 볼로냐 대학교에서 테오도리코를 사사하고 몽펠리에 대학교에서 가르쳤다. 그는 자연 치유력을 믿었고 "상처를 고치기보다 상처를 곪게 하는 재주가 뛰어난 외과 의사가 더 많다."라며 상처가 낫는 과정에 화농이 꼭 필요하다는 갈레노스의 학설에 반대한 인물이었다. 그러나 이런 태도는 갈레노스를 신봉하는 다른 의사나 대중의 지지를 받지 못했는데 그래서인지 "예를 들어 환자에게 받을 돈이 있더라도 식사 접대를 받으면 안 된다. 자기 집에서 밥을 먹어야 한다. 의사가 사례를 청구할 때 환자의 씀씀이가 작아질지 모르니까."라고

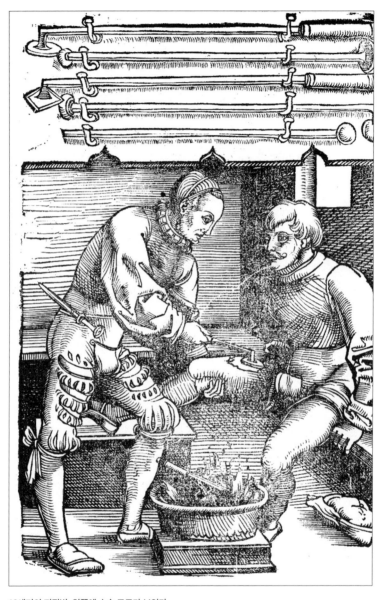

16세기의 지짐법. 위쪽에 수술 도구가 보인다.

의사들을 비꼬는 글을 남기기도 했다.

기 드 숄리아크는 앙브루아즈 파레(Ambroise Paré, 1510~1590년)가 등장할 때까지 가장 존경받았던 내과 의사 겸 외과 의사였다. 그는 몽펠리에 대학교 의학 강사로 대학의 명성을 높였던 박학다식한 성직자로, 아비뇽에서 교황 클레멘스 6세(Clemens PP. VI, 1291~1352년)를 시작으로 세 교황의 주치의를 맡아 아비뇽에 오랫동안 체재했다. 그는 라틴 어로 『대외과학(*Chirurgia Magna*)』이라는 저술을 남겼고 해부 경험의 중요성을 역설했다.[3] 의료 윤리에도 일가견이 있었는데 "훌륭한 외과 의사는 예의 바르고, 침착하며, 경건하고, 자비심이 깊고, 진취적이고 품위가 있어야 한다."라고 주장해 "사례는 환자가 아플 동안에 받아야 한다."라는 살레르노 학파의 냉소적인 태도와 대조되는 인격자였다. 그러나 아라비아의 지짐법을 지지했기 때문에 지금의 기준으로 보면 수술 후의 상처에 화농을 유발하는 이론적 근거를 제시한 인물이기도 했다.

이처럼 13세기 말에서 14세기에 걸쳐 살레르노, 볼로냐, 몽펠리에, 파리의 지도적 의사들은 다가올 시대의 외과 발전을 위한 초석을 쌓고 있었다. 주로 성직자였던 이들은 현대 의사에게 더 많은 영감과 교훈을 주는 스콜라 의학적인 예의와 의무, 즉 의료 윤리와 의사의 전문성에 관한 견해를 설파한 인물들이기도 했다.

해부학의 아버지

안드레아스 베살리우스

의학의 아버지 히포크라테스의 의학을 실용적으로 정리한 사람은 2세기경 그리스와 로마를 무대로 활약한 갈레노스였다. 그는 젊어서 알렉산드리아에 유학해 선진 의학을 배운 후 고향 그리스로 돌아와 검투사를 돌본 의사였다. 그 후 로마로 진출한 갈레노스는 『명상록(*Meditations*)』으로 알려진 마르쿠스 아우렐리우스 황제의 주치의로 일하며 수백 권의 의학책을 썼다.

그가 죽은 후 교회가 유럽을 지배하자 그의 의학은 아리스토텔레스 철학과 더불어 기독교의 가르침에 맞는 유일 정통 학설로 인정되었고, 이를 비판하는 학자는 교회의 이름으로 처단되었다. 이 때문에 갈레노스는 무려 1,400년 동안이나 의학 발전을 가로막고 있었다는 역사적 평가를 받게 된다.

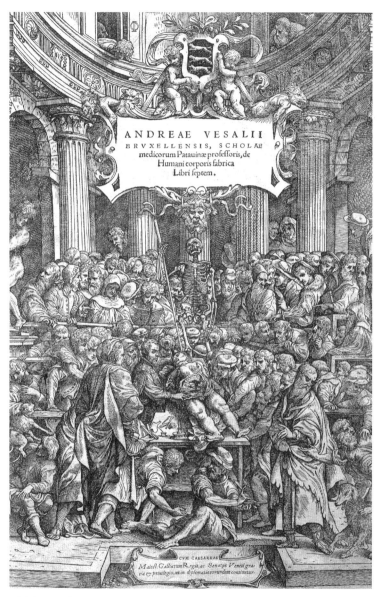

25장

『인체의 구조에 관하여』 1543년 초판의 표지.

    16세기까지 절대 권위를 인정받던 갈레노스의 학설에 틀린 곳이 있다고 처음 주장한 사람은 '해부학의 아버지'로 불리는 안드레아스 베살리우스였다. 그는 일찍부터 동물 해부에 관심이 많았는데 연구를 위해서는 시체 절도도 마다하지 않을 정도로 엽기적 정열에 불타는 의학도였다. 그런데 이 시기에는 이탈리아의 몇몇 도시 국가가 사형수에 한해 사후 인체 해부를 허용했을 뿐이어서, 그는 대부분 불법적으로 수집한 시체에 의존해야 했다. 그러므로 브뤼셀에서 태어난 그가 파리와 벨기에 뢰번을 거쳐 이탈리아 파도바 대학교에서 해부학을 공부하게 된 것은 자연스런 흐름이었다. 좀 이상한 표현이지만 그가 파도바에서 풍부한 경험을 쌓을 수 있었던 것은 범죄자들에게 마구 사형을 선고해 알맞은 시기에 충분한 시체를 공급해 준 재판관이 있기 때문이기도 했다.

    유럽의 의학을 선도하던 파도바 의과 대학은 베살리우스의 박사 학위 과정이 끝나자마자 그의 뛰어난 실력을 인정해 해부학 및 외과학 교수로 임명했다. 옛 해부학의 잘못을 고칠 새로운 책을 쓰기로 결심한 이 젊은 야심가는, 사형수의 시체나 묘지에서 몰래 구해 온 시체들을 침실에 보관해 놓고 밤낮없이 해부에 매달렸다. 이윽고 1542년 8월, 경쟁자보다 하루라도 앞서기 위해 베살리우스는 상당한 무게의 원판을 노새의 등에 싣고 알프스를 넘어 스위스의 출판 중심지 바젤로 향했다. 2절지 판형에 663쪽, 그림만 300장이 넘는 『인체의 구조에 관하여(*De Humani Corporis Fabrica Libri Septem*)』는 1543년에 출판되었고, 직접 확인한 사실만을 믿는 베살리우스의 비판 정신은 후세에 계승되어 현대 의학 발전의 밑거름이 되었다.

세계 최초의 인체 해부학 책 출간으로 불과 28세에 필생의 업적을 남긴 베살리우스는 전통적 권위에 도전한 대가로 교수직을 그만두게 된다. 그러나 그는 어렸을 적의 소망대로 신성 로마 제국 황제 주치의가 되었고, 황제가 퇴위한 다음에는 스페인 왕 필리페 2세 (Felipe II de Habsburgo, 1527~1598년)의 시의로 여생을 보냈다. 말년에 아직 숨이 붙어 있던 한 귀족을 해부하는 치명적인 잘못을 저질러, 과오를 속죄하는 성지 순례에 나섰던 그는 지중해의 이름 모를 섬에서 병으로 사망했다고 한다.

26장

"나는 붕대만
감았을 뿐이다."

앙브루아즈 파레

르네상스를 대표하는 외과 의사, 근대 외과학의 아버지, 영원한 군의……. 16세기 프랑스의 외과 의사였던 앙브루아즈 파레에게 붙는 수식어들이다. 역사는 한 인간을 그가 남긴 업적으로만 평가할 때가 많지만, 필자가 아는 범위 안에서 인격마저 고매했던 인물은 의학사에서 파레를 포함해 손가락으로 꼽을 정도이다.

가난한 상자 장인의 아들(아버지가 이발 외과 의사였다는 설도 있다.)로 태어난 파레는 13세에 이발 외과 의사의 제자로 입문해 외과 의사가 된 뒤 군의로 전장을 누볐으며, 뛰어난 기술로 프랑스 왕이 네 번 바뀔 동안 왕실 주치의 자리를 지켰던 전설적 의사였다.

그는 여러 차례 전쟁에 따라나섰는데 그의 종군 기록 속에는 몇 가지 일화가 묘사되어 있다. 한 번은 파레의 부대가 전투에 져 그

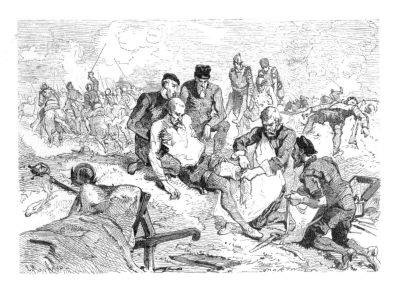

전장에서 출혈을 막기 위해 묶음술을 시행하고 있는 앙브루아즈 파레. 샤를 마우랑(Charles Maurand, 1824~190년)의 판화.

역시 포로가 되었으나 적군 대령의 다리에 생긴 난치성 궤양을 치료해 주는 조건으로 풀려난 적이 있었다. (이 궤양은 정맥류의 합병증이라고 알려져 있어, 그가 현대적인 정맥류 수술의 원조라고 주장하는 학자도 있다.) 또 적군에게 포위된 채 농성하던 프랑스 군에 부상자가 속출하자 지휘관이 최고의 군의인 파레를 파견해 주어야만 버텨낼 수 있겠다는 전령을 보내왔던 일이 있었다. 파레는 이 기대에 보답하려 용감하게 포위망을 뚫고 성에 들어갔고 고대하던 의료 지원을 받게 된 프랑스군은 사기충천해서 성을 지켜냈다고 한다. 또 어떤 전투에서 사령관이 어깨에 총을 맞았을 때 아무도 총알을 찾아내지 못하자 파레가 나서서 사령관에게 총에 맞을 당시의 자세를 취하게 한 다음 몸에 박힌 총알을 빼내는 데 성공했다는 이야기도 있다.

그는 당시 아무도 의문을 제기하지 않던 중대한 잘못을 경험적으로 바로잡은 실사구시(實事求是)의 의사였는데 대표적 사례가 총상에 끓는 기름을 붓던 관행을 막은 것이었다. 당시에는 화약에 독이 있기 때문에 총에 맞은 상처는 끓는 기름으로 소독해야 한다고 믿었다. 이는 총상에 화상까지 겹치게 하는 무식한 처치였지만, 교황청 주치의가 공식적으로 추천하는 치료법이기도 했다. 관련해서 다음과 같은 이야기가 전해 온다. 어느 날 보급품 부족으로 치료용 기름이 떨어진 파레는 총상 환자들에게 연고만 발라 주고 걱정이 되어 뜬눈으로 밤을 새웠다. 다음 날 아침, 걱정하던 환자 대부분이 끓는 기름을 부은 환자보다 경과가 좋은 것을 본 파레는 이 해로운 치료를 중단하기로 결심했다는 것이다.

또 당시에는 빨리 수술을 끝내야 했기에 상처 부위의 혈관을 인두로 지지는 지짐법이 널리 사용되고 있었다. 그러나 불완전한 지혈 때문에 출혈로 사망하는 환자가 끊이지 않자 파레는 약간 시간이 걸리더라도 동맥을 실로 묶는 안전하고 확실한 방법을 쓰기로 했다.

출신이 미천해 라틴 어를 몰랐던 그는 역시 대학을 나오지 않은 다른 외과 의사를 위해 자신이 겪은 임상 경험을 프랑스 어로 출판했다. 그의 책은 몸에 박힌 화살을 빼는 법이나 팔다리가 없는 사람에게 의지를 만들어 주는 법 같은 실제적 지식을 그림과 함께 상세히 설명했는데, 그 후 200년이 지나도록 이것과 어깨를 나란히 할 만한 외과학 책을 찾지 못할 정도로 뛰어난 저술이었다.

팔십 평생에 걸친 혁혁한 업적과 경륜에도 환자를 치료하면서 언제나 "나는 붕대만 감을 뿐 환자는 하느님이 낫게 하신다."라고 역설하는 겸손을 잃지 않았던 파레는 후세 의료인의 인격적 모범으로서도 역사 속에 자리하고 있다.

27장

실험으로
혈액 순환론을
증명하다

윌리엄 하비

현대적 생리학의 원조로 불리는 윌리엄 하비는 윌리엄 셰익스피어(William Shakespeare, 1564~1616년), 프랜시스 베이컨(Francis Bacon, 1561~1626년)과 같은 시대의 인물이다. 무역 회사를 운영하는 집안의 8남 2녀 중 장남으로 태어난 하비는 작은 키에 활력이 넘치고 성질이 급한 아이였다. 10세에 왕립 학교에 입학한 하비는 평소에 그리스 어와 라틴 어만 쓰도록 하는 교칙 덕분에 어려서부터 학문 연구에 꼭 필요한 고전 언어에 능통해질 수 있었다. 그가 의학을 배우기 시작한 것은 16세에 케임브리지의 곤빌 앤드 카이우스 칼리지에 입학하면서부터였는데, 이 학교에서는 1년에 2구씩 사형수의 시체를 하사받아 나름 해부학 공부를 할 수 있었다. 이후 그는 베살리우스와 파도바에서 동문수학했던 스승 존 카이우스(John Caius, 1510~1573년)의 권유로 파도바 대학교의 파브리키우스(Fabricius ab Aquapendente, 1537~1619년) 교수 문하로 유학을 떠났다.[1]

　　파도바에서 박사 학위를 받고 영국에 돌아온 하비는 곧 세인트 바톨로뮤 병원의 부원장을 맡을 정도로 대우를 받았고 왕의 주치의가 되면서 대법관이었던 프랜시스 베이컨을 포함해 많은 유명 인사를 진료하는 의사가 되었다.[2] 그는 진료를 하면서 연구를 계속했는데 정맥판과 닭의 발생에 관한 연구로 유명했던 스승 파브리키우스를 계승해 '인체 내 혈액 운동의 방향성'이 주된 관심사였다. 하비는 심장 박동이 느린 뱀을 주된 실험 동물로 사용해 심장의 수축과 동맥의 확장, 그로 인한 맥박의 관계를 밝혔다. 이는 혈관이 스스로 확장과 수축을 반복한다는 고대 그리스 이래의 학설을 뒤집는 것이었다. 그는 또 혈액의 순환을 증명하기 위해 양적인 증거도 제시했다. 1분에 60~70번 박동을 하는 심장이 하루 종일 짜내는 혈액의 양이 우리가 먹는 식사나 음료의 양과는 비교도 안 될 정도로 엄청나게 많음을 수학 계산으로 보여 준 것이었다. 이처럼 생리학 연구에 양적 증거를 도입한 것이 하비의 위대한 업적이었다.

　　베살리우스가 그랬던 것처럼 갈레노스의 주장에 반대하는 이런 새로운 이론을 발표하면 탄압이나 배척을 당할 우려가 있었기 때문에 하비는 굉장히 신중하게 행동한 것으로 보인다. 그는 연구를 시작한 지 20년이 더 지난 1628년에야 혈액 순환, 즉 피가 우리 몸을 순환한다는 것을 실험으로 증명한 역사적인 저서 『동물의 심장과 혈액의 운동에 대한 해부학적 연구(*Exercitatio Anatomica de Motu Cordis et*

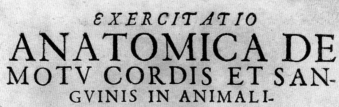

EXERCITATIO
ANATOMICA DE
MOTV CORDIS ET SAN-
GVINIS IN ANIMALI-
BVS,
GVILIELMI HARVEI ANGLI,
Medici Regii, & Professoris Anatomiæ in Col-
legio Medicorum Londinensi.

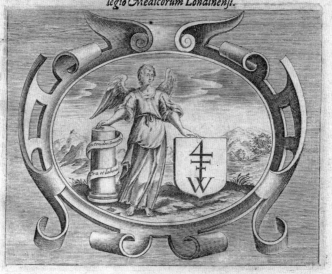

FRANCOFVRTI,
Sumptibus GVILIELMI FITZERI.
ANNO M. DC. XXVIII.

『동물의 심장과 혈액의 운동에 대한 해부학적 연구』 표지.

Sanguinis in Animalibus)』를 출간했다. 그 과정에서 그는 주변 의사를 불러서 실험을 보여 주고 토론도 했기 때문에 출간 후 주변에서는 큰 갈등이 없었다.[3] 열렬한 왕당파이자 갈레노스의 지지자였던 하비는 갈레노스 의학 이론의 모순을 전혀 언급하지 않았지만, 그의 『동물의 심장과 혈액의 운동에 대한 해부학적 연구』는 발표된 후 약 20년간 여러 가지 반대에 부딪히게 되었다. 즉 심실의 격벽은 사람이 살아 있을 때만 존재하므로 시체에 그것이 없다고 존재를 부정할 수는 없다든가 심장에 다량의 피가 모이는 일은 동물이 죽는 과정에서 일어나기 때문에 하비의 혈류량 계산은 살아 있는 동물에는 맞지 않는다는 등 다양한 반론이 나타났다. 우여곡절 끝에 혈액 순환설이 보편화되자 크리스토퍼 렌(Christopher Wren, 1632~1723년)이 최초로 정맥 주사를 시도했고, 리처드 로어(Richard Lower, 1631~1691년)는 동물의 혈액을 다른 동물에, 장밥티스트 드니(Jean-Baptiste Denis, 1643~1704년)는 동물 혈액을 빈혈인 어린 환자에게 수혈하는 등 수혈의 개념도 등장했다. 그러나 수혈은 혈전과 용혈을 초래해 대부분 실패로 끝났다.

　질병에 대한 임상의의 치료법은 아무것도 바뀐 게 없었다. 갈레노스 이래로 피를 뽑는 게 가장 중요한 수단 중의 하나라고 믿었던 의사들에게는 환자의 어떤 혈관에서 언제 얼마나 피를 뽑을 것인가가 대단히 중요한 문제였다. 그런데 하비의 발견 덕분에 피는 아무 부위에서나 뽑아도 마찬가지라는 개념이 생기면서 방혈 치료가 쉬워졌고 더욱 성행하게 되었다. 하비는 1640년대 중반 모든 공직과 현역 의업에서 은퇴했고 여생을 즐겼다.[4]

28장

병리 해부학의 아버지

조반니 모르가니

베살리우스와 하비가 공부했던 이탈리아의 명문 파도바 의과 대학도 18세기에는 이미 예전과 같은 명성을 잃은 지 오래였다. 이러한 쇠퇴기의 파도바에서 또 한 번 의학의 발전에 크게 공헌한 학자가 배출되는데 그가 바로 조반니 모르가니(Giovanni Morgagni, 1682~1771년)였다.[1]

모르가니 이전까지 해부학자들은 주로 건강한 사형수의 시체를 해부했기 때문에 아직 질병과 관련된 해부, 즉 병리 해부의 개념은 없었다. 그러나 18세기 이탈리아에서는 귀천에 관계없이 사후에 부검을 시행하는 것이 사회적인 관습이었고 많은 사람이 29세에 파도바 대학 이론 의학 강좌의 조교수로 시작해 4년 후에는 그 옛날 베살리우스가 담당했던 해부학 강좌의 교수가 된 모르가니에게 부검을 받기

를 원했기 때문에 그는 자연스럽게 여러 병으로 죽은 수많은 시신을 해부하게 되었다.[2]

새로운 해부 병리학을 정립하는 데에는 풍부한 해부학 지식과 많은 부검 경험이 필요했다. 실제로 모르가니보다 앞선 1679년에 제네바의 개업의였던 테오필 보네(Théophile Bonet, 1620~1689년)가 의사 470명의 소견과 해부 소견 약 3,000사례를 모아 1,700쪽짜리 방대한 『부검 실례(Sepulchretum sive Anatomica Practica)』를 저술했지만, 저자의 해부학적 기초가 부족했기에 내용이 부실했고 학계의 인정을 받지 못했다. 보네의 책을 잘 고쳐서 새로 써 보려고 20세 때부터 계획을 세우고 저술을 시작했던 모르가니는 부검 소견을 머리에서부터 발끝의 순서에 따라 분류하고, 증상을 거기에 맞추어 쓴 『질병 부위와 원인에 관한 해부학적 연구(De Sedibus et Causis Morborum per Anatomem Indagatis)』를 79세인 1761년에 출판했다. 50년이나 걸린 저술이었다.

모르가니는 시체 해부에서 어떤 변화가 보이면 그 사람이 살았을 때 어떤 증상이 있었다는 식으로 여러 임상 증례를 종합해 놓았기 때문에, 독자는 각종 질병이 인체에 어떤 국소적 변화를 가져오는지를 정확하게 파악할 수 있었다. 350년도 더 지난 요즘 의사들이 읽어도 공부가 될 정도로 700건의 증례를 2,400쪽에 걸쳐 완벽하게 정리한 이 저술은 3년 만에 3판을 인쇄했을 정도로 인기가 높았다.

모르가니는 "증상은 병든 장기의 비명이다."라는 표현을 썼는데 어떤 역사가는 그의 『질병 부위와 원인에 관한 해부학적 연구』를 고대 그리스 로마 이래로 서양 의학을 지배해 온 체액설의 사망을 알

JO. BAPTISTÆ
MORGAGNI

P. P. P.

DE SEDIBUS, ET CAUSIS
MORBORUM

PER ANATOMEN INDAGATIS

L I B R I   Q U I N Q U E.

DISSECTIONES, ET ANIMADVERSIONES, NUNC PRIMUM EDITAS,
COMPLECTUNTUR PROPEMODUM INNUMERAS, MEDICIS,
CHIRURGIS, ANATOMICIS PROFUTURAS.

Multiplex præfixus eft Index rerum, & nominum
accuratiffimus.

TOMUS SECUNDUS
TRES RELIQUOS LIBROS CONTINENS.

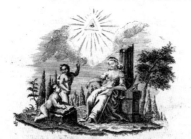

VENETIIS,
MDCCLXI.

Ex Typographia Remondiniana.
SUPERIORUM PERMISSU, AC PRIVILEGIO.

『질병 부위와 원인에 관한 해부학적 연구』 1765년판 표지.

리는 조종(弔鐘)이었다고 주장하고 있다. 해부 병리학의 아버지 모르
가니 덕분에 병은 체액의 불균형 때문이 아니라 각종 질병에 해당하
는 장기가 손상되어서 생기는 것이라고 결론이 난 것이다.

29장

모든 의사의 스승

헤르만 부르하버

오늘날의 병원에서는 환자의 차트에 병력, 현재의 증상(현증), 진단과 예후의 파악, 치료의 순서로 기록하는 것이 관행이 되어 있지만, 이러한 의무 기록 방법이 확립된 곳은 18세기 의학의 중심지였던 네덜란드 레이던이었다. 의학 교육에 임상 강의가 정착된 것도 레이던 대학교에서 옛 이탈리아의 수업 방법을 계승, 발전시켰기 때문이다. 서양 의학의 근대화 과정에서 일어난 이런 여러 변화의 중심에 있었던 인물이 '유럽 의사들의 스승'이라 불렸던 헤르만 부르하버(Herman Boerhaave, 1668~1738년)였다.

부르하버는 1668년 레이던에서 가난한 목사의 아들로 태어났다. 처음에는 레이던 대학교에서 신학을 공부했으나 수학이나 화학, 식물학, 의학과 같은 과목이 자신의 적성에 맞는 것을 깨닫고 하

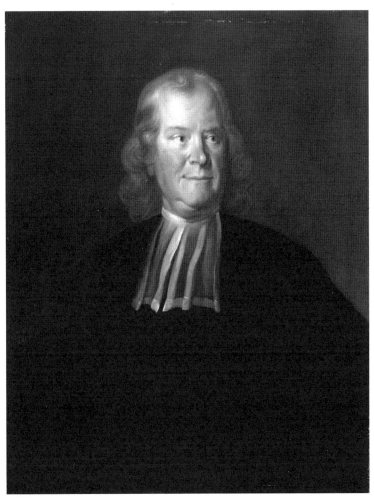

코르넬리스 투르스트(Cornelis Troost, 1696~1750년)가 그린 부르하버의 초상화.

르데르베이크 대학교로 옮겨 의과 대학을 졸업했다. 졸업 후 레이던으로 돌아와 개업하던 그는 1701년에 대학의 이론 의학 강사가 되었으며

1709년에 내과학과 식물학의 교수가 되었다. (당시에는 외래 진료소, 도서관, 해부 실습실, 식물원의 네 가지가 의과 대학에 꼭 있어야 하는 시설로 인식되고 있었다.) 부르하버가 교수가 된 이듬해인 1710년 그가 맡고 있던 레이던의 식물원이 유럽에서 가장 훌륭하다는 평판을 얻게 되었는데, 이는 1년 만에 식물원에 존재하는 모든 식물의 이름을 완벽하게 외울 정도였던 그의 노력에 힘입은 것이었다. 부르하버는 겨울 학기에 내과학이나 식물학 이외에 화학도 강의했는데 주로 로버트 보일(Robert Boyle, 1627~1691년)의 업적을 가르쳤으며 고베르트 비드루(Govert Bidloo, 1649~1713년)의 사후 1718년에는 화학 교수까지 겸임하게 되었다.

그는 남자용 여섯, 여자용 여섯으로 된 병상에서 임상 강의를 진행했는데, 그의 강의는 너무도 유명해져서 전 유럽의 의학도가 레이던으로 몰려들었고, 유럽 의사 중에서 그의 강의를 들은 사람이 절반이 넘었다. 후일 괴팅겐 대학교를 이끌게 되는 알브레히트 폰 할러(Albrecht von Haller, 1708~1777년)의 기록에 따르면 자신이 레이던에서 부르하버의 강의를 수강하던 때에는 학생 수가 전부 120명이었는데, 그중 절반이 외국 학생이었다고 한다. 에든버러의 알렉산더 먼로 1세(Alexander Monro Primus, 1697~1767년)[1]와 로버트 휘트(Robert Whytt, 1714~1766년), 빈의 헤라르트 판 스비텐(Gerard van Swieten, 1700~1772년)과 안톤 데 하엔(Anton de Haen, 1704~1776년) 등 그의 우수한 제자들은 러시아와 프러시아를 포함한 유럽 전역으로 퍼져 다음 시대의 의학을 주도하게 된다.

겉봉에 "유럽의 의사 부르하버 씨께"라고만 쓴 채 중국에서 온

편지가 아무 문제 없이 배달되었다는 일화에서 추측할 수 있듯이 그는 당대의 명의로 이름을 떨쳤다. 그의 클리닉에는 매일 수많은 환자가 몰려들었으며, 진찰을 받으려면 비록 왕이라고 하더라도 장시간 기다리는 것이 보통이었다고 하는데 이는 환자는 누구나 평등하게 대한다는 그의 신념에서 비롯한 것이었다.

　18세기의 의사는 의학뿐만 아니라 과학, 철학적인 교양도 함께 지닌 최고의 지성인이자 사회의 엘리트였기 때문에 그는 현대 의사보다 훨씬 많은 존경을 받았으며 금전적으로도 윤택한 생활을 영위할 수 있었다. 통풍에 의한 관절염이 악화되어 은퇴할 때까지 레이던 대학교의 교수직 5개 중 3개를 혼자 도맡았던 부르하버는 의사가 가장 존중받던 시절에, 모든 의사의 스승으로서 최고의 명예를 누렸던, 세속적인 의미에서 역사상 가장 성공한 의사 중의 한 사람이었다. 1738년 70세로 사망했을 때 그가 남긴 유산은 200만 플로린(1플로린 금화 1개의 무게는 약 7그램)이었다고 한다. 이는 어림잡아서 금 10톤에 해당하는, 요즘의 금 가격으로 환산해도 수천억 원이 넘는 막대한 금액이었다.

30장

영국 해군을 구한
레몬 주스 한 잔

제임스 린드

잇몸이 스펀지처럼 되면서 부어오르고 피가 나며, 피부에는 여기저기 커다란 멍이 들고, 관절에는 물이 차고, 쉽게 피로해지다가, 결국에는 심장 기능 상실로 사망에 이르는 병, 즉 괴혈병(scurvy)은 대항해 시대 이래 장기간의 항해를 업으로 하는 뱃사람의 고질병이었다. 영국 해군의 조지 앤슨(George Anson, 1697~1762년) 제독이 4년간의 원양 항해를 끝내고 1744년 귀항했을 때를 보면 당시 이 병의 심각성을 잘 알 수 있다. 1,955명의 대원으로 출발한 함대가 세계를 돌아오는 동안 전투 중 사망이 겨우 4명에 불과했던 데 비해 열병과 이질로 320명, 괴혈병으로 997명이 사망했던 것이다.

기록에 따르면 16세기 초부터 선원 사이에는 괴혈병에 레몬과 오렌지가 유효하다는 사실이 알려져 있었다. 실제로 1593년에 리처드 호킨스(Richard Hawkins, 1562~1622년)는 괴혈병으로 쓰러진 선원을 레몬과 오렌지로 치료하기도 했다. 그러나 18세기 말에 이르도록 괴혈병은 확실한 원인이나 예방 또는 치료 방법을 모르는 질병이었고 세계를 무대로 활약하던 영국 해군에게는 꼭 해결해야 할 큰 숙제로 남아 있었다.

한편 에든버러에 근무하며 더러운 숙소, 고약한 음식, 불결한 식수로 상징되는 영국 해군의 선상 생활을 개선하기 위해 애쓰던 스코틀랜드 출신의 군의 제임스 린드(James Lind, 1716~1794년)는 괴혈병의 치료법을 검증하기 위해 임상 시험을 계획했다. 그는 가장 효과적인 치료법을 확정하기 위해 괴혈병에 걸린 12명의 선원을 여섯 그룹으로 나누어 당시 경험적으로 시행되던 처방을 시험해 보았다. 후일 대조군을 가지는 임상 시험으로는 세계 최초의 사례로 유명해진 이 실험은 보급품 부족으로 2주 예정이었던 시험이 6일밖에 진행되지 않았지만, 1753년 발표한 「괴혈병에 관한 논고(A Treatise on Scurvy)」에서 그는 2개의 오렌지와 1개의 레몬을 준 환자는 완치되었고 탄산 음료만 준 환자는 부분적인 회복만 보였다고 주장했다.

린드는 괴혈병이 영양소 결핍으로 생기는 병이라는 사실을 미처 깨닫지 못했으며, 바다의 습기가 정상적인 발한을 방해하기 때문에 병이 생긴다고 생각했다. 또 비타민 C가 열에 약하다는 사실을 몰랐던 그는 레몬즙을 끓여 (원양 항해용 장기 보존을 위해서였다.) 수분을 증발시키고 남은 엑기스를 괴혈병 환자의 치료에 쓰도록 권고했는데, 이 때문에 그의 임상 시험 결과는 재현성이 없고 믿을 수 없는 것으로 여겨지고 말았다.

그러나 이 시험 이후로 해군과 민간의 선장은 과학적으로 확실하지 않을지는 몰라도 레몬과 오렌지가 괴혈병 예방이나 치료에 도움이 된다는 생각을 가지게 되었다. 일례로 1770년 싱싱한 레몬, 라임, 오렌지 및 채소를 충분히 보급해 가며 세계 일주 항해를 마친 제임스 쿡(James Cook, 1728~1779년) 선장의 함대는 단 1명의 선원을 잃는 데 그쳤다. 1795년 군의였던 길버트 블레인(Gilbert Blane, 1749~1834년)이 영국 해군의 부상 선원 담당 책임자로 부임해 하루 20밀리리터의 레몬 주스를 장병들의 정규 식단에 추가함으로써, 영국은 마침내 괴혈병의 치사율을 극적으로 감소시키는 데 성공했다. 결과적으로 레몬은 영국 해군이 나폴레옹의 프랑스 해군을 격파하는 데 호레이쇼 넬슨(Horatio Nelson, 1758~1805년) 제독 이상으로 공헌했다.

필수 영양소인 비타민의 분리 및 정제는 20세기 초반에 와서야 가능하게 되었다. 그러므로 괴혈병 치료법의 발견은 기초가 되는 과학적 지식이나 근거를 인식하지 못한 인류가 경험만으로도 질병을 완치시킬 수 있었던 드문 예 중의 하나라고 할 수 있다.

31장

장기의 기본 구조를 밝히다

그자비에 비샤

마리 프랑수아 그자비에 비샤(Marie François Xavier Bichat, 1771~1802년) 는 1771년 프랑스 시골 의사의 아들로 태어났다. 군 복무를 마친 후 그는 1793년부터 파리로 옮겨 피에르조지프 드소의 학생으로 의학 에 입문하게 된다. 당시 프랑스 최고의 외과 의사로 명성을 날리던 드 소는 파리 오텔디유 공립 병원의 외과 의사였고 혁명 후에는 개편된 에콜 드 상테의 외과 과장이 된 인물이었다. 드소는 매일 임상 강의 를 시작하기 전 후배 의사를 지정해 전날 배운 내용을 상세히 보고하 도록 시켰는데, 어느 날 보고를 맡은 의사가 출석하지 않는 일이 있었 다. 이때 한 학생이 즉석에서 발표를 자원했고 너무나 훌륭하게 해내 서 청중을 놀라게 했는데, 이 학생이 바로 비샤였다. 그의 재능을 알 아본 드소는 이 수줍음 많고 겸손한 젊은이를 아들처럼 대하며 숙식을 같이했고, 권위 있는 《외과학 저널(*Journal de Chirurgie*)》을 공동으로 저술하는 등 자신이 사망할 때까지 전폭적으로 후원했다.

1796년 비샤는 젊은 의학자를 모아 새로운 학회를 만들어 활동했으며 1800년에는 오텔디유의 내과 의사로 임명되었다. 그는 외과 의사가 되기를 거부하고 해부학, 생리학, 병리학을 전공으로 택했다. 해부학과 생리학의 교수직을 원했으나 다른 후보에게 밀려 결국 교수가 되지 못한 비샤는 개인적으로 임상 강의를 했는데 매우 인기가 있어서 많은 학생이 수강했다.

당시는 병리 해부학의 아버지 모르가니가 특정한 장기가 질병의 자리라고 오래전에 선언한 후였지만, 다른 장기에 병변이 있는데도 겉으로 나타나는 증상은 같은 경우가 종종 있었다. 비샤의 또 다른 스승인 필리프 피넬(Philippe Pinel, 1745~1826년)은 이 경우 비록 다른 장소에 있는 장기라도 내부 구조가 비슷해서 그럴 것이라는 가정을 한 바 있었다. 좋은 생각이었지만, 너무나도 막연한 아이디어였다. 비샤는 이 주장을 곱씹으며 연구에 몰두했다. 그렇다면 장기는 무엇으로 구성되어 있는가? 모든 장기에 공통되는 몇 가지 기본 구조가 존재해야만 했다. 비샤는 이것을 '조직(tissue)'이라고 명명했다. 그는 1800년에 『막에 대해(*Traité des Membranes*)』와 『부검의 연구(*Recherches sur la vie et la Mort*)』를, 1801년에는 근대 조직학과 병리 해부학의 기초를 확립한 저술인 『해부학 총론(*Anatomie Générale*)』을 출판해 막, 즉 조직을 생리적 최소 단위라고 주장했다. 그는 장기가 아닌 21종의 조직이 생리적 최소 단위라고 주장했는데, 예를 들어 심장의 질병을 단순한 심염이 아닌 심낭염, 심근염, 심내막염 등으로 분류했다.

 "부검 몇 번이 수십 년 증상을 관찰하는 것보다 더 많이 가르쳐 준다."라고 주장하던 비샤는 결핵을 앓고 있었다. 좋지 않은 건강에도 1년에 약 600건의 병리 해부를 시행할 정도로 무리하게 일하던 그는 어느 날 오텔디유의 계단에서 넘어져 다친 후 열이 나면서 14일 만에 30세의 나이로 요절했다. 비샤가 현미경을 사용하지 못하고 육안적 해부 병리학에 그칠 수밖에 없었던 것은 그의 너무나도 빠른 죽음 때문이었다. 그는 각종 조직의 물리 화학적 성질을 비교, 분석하고 정상적 또는 병리학적 조건에서 각 조직의 반응을 연구, 장기를 기본 단위로 생각했던 해부 병리학에 한 차원 더 정밀한 '조직' 개념을 도입한 인물이었으며 모르가니의 해부 병리학과 루돌프 피르호(Rudolf Virchow, 1821~1902년)의 세포 병리학을 연결하는 의학 발전의 전환점에서 미래 의학이 나아가야 할 방향을 제시한 선구자였다.

32장

실험실 의학의 대부

요하네스 뮐러

1801년 서부 독일 코블렌츠에서 가난한 구두 장인의 아들로 태어난 요하네스 뮐러(Johannes Müller, 1801~1858년)는 1823년 본 의과 대학을 졸업하고 1년간 베를린 대학교에서 공부한 후 본으로 돌아와 1830년 본 의과 대학의 교수가 되었다. 3년 후에는 다시 베를린 대학교로 옮겨 스승 카를 아스문드 루돌피(Karl Asmund Rudolphi, 1771~1832년)의 자리를 이어받았는데 그 과정이 좀 특별했다.

프로이센 정부 교육부가 대학 교수 회의의 반대를 무릅쓰고 33세의 뮐러를 교수로 발탁한 것이었다.[1] 베를린 대학교 해부학 교실을 맡고 있던 루돌피가 1833년 사망하자 뮐러는 교육부를 찾아가 스승의 자리를 이어받을 수 있는 실력을 갖춘 인물은 자신밖에 없다고 스스로를 추천했고, 교육부는 여러 후보자의 업적을 객관적으로 검토한 후 뮐러를 임명했다. 그는 후에 생리학과 약리학 교수직을 더해 세 강좌의 교수직을 겸하게 되는데, 이 강좌들은 그가 죽은 다음에야 각각 독립된 강좌로 분리되었을 정도로 독일 의학에서 그의 위치는 확고했다.

그는 27년간 950편의 논문을 썼는데 이는 7주마다 1편씩 논문을 만들어 냈다는 뜻이다. 그는 당시 의학의 모든 분야, 즉 생리학, 조직학, 발생학, 병리 해부학, 비교 해부학에 능통한 학자로 19세기의 마지막 박물학자라는 평가를 받았다. 훌륭한 교육자이기도 했던 그는 세포설을 주장한 테오도어 슈반(Theodor Schwann, 1810~1882년), 세포 병리학을 확립한 루돌프 피르호, 조직학의 프리드리히 헨레(Friedrich Henle, 1809~1885년), 신경 생리학의 헤르만 폰 헬름홀츠(Hermann von Helmholtz, 1821~1894년) 등 다음 시대의 독일 의학을 이끌어 나갈 수많은 제자를 학장 재임 기간 동안 양성했다.

그는 1833년에 『인체 생리학 매뉴얼(Handbuch der Physiologie des Menschen)』이라는 저서를 출판해 새로운 의학 지식을 망라했는데 이 책은 당시 독일에 만연했던 관념적 자연 철학 연구를 실증적인 실험 연구로 전환시키는 중대한 반향을 불러일으켰다. 그의 활약 덕분에 그동안 프랑스의 병원 의학에 뒤처져 그 존재감이 미미했던 독일 의학이 실험실 의학이라는 새로운 방법론을 무기로 세계 의학을 주도하게 되었던 것이다.

독일 의학의 발전에 미친 그의 업적 중에서 가장 주목할 점은 그가 병리 해부학 분야에서 처음으로 현미경 사용을 주장한 인물이라는 사실이다. 현미경을 의학 연구에 사용했다는 의미는 육안적 해부학의 한계를 극복하고 세포를 기본으로 하는 병리학적 수단을 제공했다는 데 있다. 그 전까지는 그자비에 비샤의 이론에 따라 질병의 공통 최소 단위가 조직이라고 생각하고 있었지만, 현미경의 도입으로 병의 원인을 세포 수준에서 분석하는 일이 가능해진 것이다.

정무 감각이 부족했고 보수적이었던 그는 1848년의 독일 자유주의 혁명 때 대학교 총장으로 재임하면서 학생들과 정면으로 충돌한 책임을 지고 직책에서 물러났다.[2] 엎친 데 덮친 격으로 1855년 해양 생물 연구를 위한 노르웨이 출장에서 돌아오는 도중 배가 충돌하는 사고로 아끼는 조수마저 잃고 비탄에 빠진 뮐러는 3년 후 사망했다. 그는 평생 1만 5000쪽의 인쇄물과 350쪽의 그림을 남긴 독일 최후의 박물학자였으며, 근대 독일 의학이 나아갈 방향을 제시한 선구자였다.

33장

체온의 재발견

카를 분더리히

체온과 발열의 중요성은 의학의 아버지라 불리는 히포크라테스 시대부터 널리 알려졌던 터였다. 그러나 그것을 객관적으로 측정하려는 시도는 없었고, 체온 측정도 단지 의사들이 환자의 피부를 만져서 열이 어느 정도인가 느껴 보는 정도에 불과했다. 시대적으로 보면 헬레니즘 시대 알렉산드리아 의학에서는 맥박을 매우 중요하게 생각한 반면 체온은 별로 중요하게 여기지 않았으나, 중세에 갈레노스가 정립한 4체액설의 영향이 커지며 체온이 다시 임상적 관점에서 중요한 의미를 가지게 되었다.

온도계는 1592년 갈릴레오 갈릴레이(Galileo Galilei, 1564~1642년)가 최초로 만들었는데 이 기구는 상당히 심한 온도의 변화를 겨우 알아볼 정도로 눈금도 없고 기압의 영향을 많이 받는 장치였다. 체온계는 갈릴레오의 친구였던 산토리오 산토리오(Santorio Santorio, 1561~1636년)라는 의사가 처음 만든 것으로 알려져 있다. 산토리오는 르네상스 시대에 이미 생명 현상을 정량적으로 측정하려고 노력한, 시대를 앞서 간 의사였는데 갈릴레오의 온도계에 힌트를 얻어 눈금을 새긴 유리관과 물을 이용해 인간의 호흡에서 나오는 열을 측정했다.

그런데 이 체온계는 사람이 유리관을 입에 물고 입으로 숨을 쉬면 그 영향으로 온도가 올라가면서 유리관 속 물의 부피가 팽창해 수면 상승을 눈금으로 알 수 있게 만든 장치였기 때문에 한 번 체온을 측정하는 데 적어도 25분이 걸렸다. 그러므로 이것을 실제로 사용한 의사는 없었다.

체온계 발명에 앞서 온도를 정확히 재고 표현할 수 있는 공통된 도량형이 정립될 필요가 있었다. 1665년 크리스티안 하위헌스(Christiaan Huygens, 1629~1695년)가 물의 어는점과 끓는점을 기준으로 하는 온도의 절대적 측정 기준을 제창해 지금의 섭씨 온도 체계의 기초를 만들었고, 다니엘 파렌하이트(Daniel Fahrenheit, 1686년~1736년)는 1717년 염화암모늄과 얼음 혼합물의 온도를 기준으로 더 세밀하게 눈금이 구분된 화씨 온도 체계를 고안하고 수은이 물보다 열에 민감하게 부피가 변화하는 것을 이용해 온도계를 개량했다.

체온계를 실제 임상에 사용한 것은 18세기 초반 네덜란드의 헤르만 부르하버와 그의 제자들이었다. 그중 안톤 디 하엔은 광범위한 연구를 통해 체온과 맥박의 관계, 정상인 체온의 일일 변화, 전율후의 체온 상승 등을 보고했으며, 체온 변화가 질병의 경과를 파악하

위대한 의학사

daíſe Galenum, cuius non femel fatetur ſe eſſe in-
terpretem.

QVAEST. VI.

QVA RATIONE ARS MEDICA fit coniecturalis.

Rs medica eſt coiecturalis ratione quantitatis morborum, remedio-rum, virtutis, ratione idioſyncri-ſiæ, i. proprietatis naturæ, & ratio ne coditionum indiuiduantium.
Ratione quantitatis eſt coniectu-ralis: quia Galenus primo ad Glauconem in prin-cipio, & 3. meth. 3. dicit, *quod nec ſcribi, nec dici po-teſt de vnoquoque, illud eſſe quantum.*
Ratione quatitatis morborum : Galenus enim 9. Meth. 15. dicit, *vt verum exhibeatur remedium, non ſolum oportet cognoſcere morbi ſpeciem, ſed etiā eius quantitatem, quæ ex Gal. 9. Meth. 14. eſt certa mē ſura quantitatis receſſus à naturali ſtatu, quæ quanti-tas ſolum coniectura haberi poteſt.* Nos diu cogita-uimus, quomodo illud quantum morborum ali-qua ex parte aliquando cognoſci poſſit. Excogi-tauimus quatuor inſtrumenta.
Primum eſt noſtrum pulſilogium, quo per cer-titudinem mathematicam, & non per coniectu-ram dimetiri poſſumus vltimos gradus receſſus pulſus quo ad frequentiam, & raritatem : de quo inſtrumento aliquid diximus lib. 5. Meth. noſtræ. A dicto pulſilogio deſumpſimus hoc paratu faci-le, quod explicatur per primam figuram (vt infra) quæ continet funiculum ex lino, vel ſerico con-textum, cui (vt vides) appenſa eſt pila plumbea, qua impulſa, ſi funiculus eſt longior, motus pilæ fit tardior, & rarior : Si breuior, fit frequentior, & velocior. Dum igitur volumus frequentiam, vel raritatem pulſus dimetiri digitis impellimus pi-lam laxando, vel contrahendo funiculum vſque eo, quo motus pilæ omnino conueniat cum fre-quētia, vel raritate pulſus ipſius arteriæ: quo adin-uento illico è regione obſeruamus gradu 70. oſſe-ſum à linea alba ipſius pilæ: vbi eſt C quo gradu memoriæ conſignato, iterū eadē, vel ſequenti die eodem inſtrumento experimur, an pulſus arteriæ factus ſit aliquantulum frequentior, vel tardior : dicimus aliquantulum: quia vſu iſtius inſtrumen-ti non quærimus pulſus notabiles raritatis, vel tar-ditatis differentias, quas medici memoria tenere poſſunt: Sed illas minimas, quarum differentiæ in-ter vnum, & alterum diem non ſunt ſcibiles. In cundem vſum eſt aliud ſimile inſtrumentum, cu-ius iconem videbis fol. 78. figura E. At notandū,

dum contundut pulſum humilem cum inualido : differentia eſt, quia inualidus in febribus nō remittit frequentiā: humilis verò remittit, quæ remiſ-ſio, ſi exigua ſit, à medicis ſine inſtrumento non percipitur. & in prædicendo turpiter halluci-nātur. Sed de alijs vſib. ſuo loco.

Fig. Pr.

Grad.
80.

10

20

30
F.

40

50

60

70

80

Figura Secunda.

D

O

2. Figura eſt vas vitreū quo facillimè poſſumus ſingulis 80 horis dimetiri temperaturā frigi-

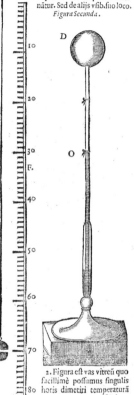

산토리오의 체온계.

는데 매우 중요함을 설명했다. 1742년에는 스웨덴의 천문학자였던 안데르스 셀시우스(Anders Celsius, 1701~1744년)가 임상 의학의 체온 측정에 섭씨 체계를 재도입했고, 그 후로 체온계의 성능이 꾸준히 개량됨에 따라 체온 변화의 생리학적, 병리학적 의의에 관한 관찰 결과가 꾸준히 보고되기 시작했다.

궁극적으로 체온이 질병의 경과에 중요하다는 인식을 널리 퍼트린 인물은 독일의 카를 분더리히(Karl Wunderlich, 1815~1877년)였다. 오늘날 의사들이 모든 환자의 체온을 측정하고 일상적인 의무 기록의 앞부분에 체온 변화 기록표가 들어가게 된 것은 그의 업적 덕분이라고 할 수 있다.

분더리히는 치료의 면에서도 실험적인 방법을 도입해야 한다고 주장한 독일 실험실 의학의 선구자였다. 프랑스에서 망명한 모친과 의사였던 부친 사이에서 태어난 그는 슈투트가르트에서 고등학교를 졸업하고 1833년부터 튀빙겐 대학교에서 의학을 배웠다. 1837년 의사가 되자마자 파리와 빈에 유학하고 돌아와 튀빙겐 대학교 교수를 거쳐 라이프치히로 초청되어 라이프치히를 독일 의학의 중심 도시로 만드는 데 주도적 역할을 했다.

1850년경에 루돌프 클라우지우스(Rudolf Clausius, 1822~1888년), 헬름홀츠, 윌리엄 톰슨(William Thomson, 1824~1907년) 등이 열전도에 관한 법칙들을 수학적으로 설명하고 톰슨이 절대 온도의 개념을 확립하자 분더리히는 이 새로운 지식을 이용해 질병에서의 체온 변화를 관찰하고 검토했다. 1868년에 그가 발표한 「질병과 동물의 발열에 관한 논문(Ueber das Verhalten der Eigenwärme in Krankheiten)」은 그의 대표적 업적으로 특정 질병에서 체온 변화의 의미를 더욱 잘 파악할 수 있도록 하는 데 공헌했다. 분더리히는 수천 가지 증례를 집중적으로 연구해 각종 질병에서 온도의 변화 패턴을 비교 연구했는데, 그 결과 열이 질병 그 자체가 아니라 질병의 한 증상이며 환자의 체온이 맥박 못지않게 중요하다는 사실을 주장할 수 있었던 것이다.[1]

34장

열역학 제1법칙을 발견한 의사

헤르만 헬름홀츠

'에너지 불변의 법칙'을 최초로 주장한 사람은 독일의 의사 로베르토 마이어(Robert Mayer, 1814~1878년)였지만, 수학적 재능이 없었던 그는 이 원리를 이론으로서 제시했을 뿐이었다. 1847년에 이 법칙을 수학 공식으로 확립한 이는 마이어의 논문을 읽은 적도 없었던 포츠담의 군의관 헤르만 헬름홀츠였다. 이 법칙은 후일 니콜라 카르노(Nicolas Carnot, 1796~1832년) 등에 의해 '열역학 제1법칙'으로 정립되어 모든 자연 과학의 기초가 되었다.

헬름홀츠의 부친은 초등학교 교사였지만 가정 형편은 그리 넉넉한 편이 아니었다. 때문에 물리학을 공부하고 싶었던 헬름홀츠는 어쩔 수 없이 베를린의 프리드리히 빌헬름 의과 대학에 진학했다. (수업료를 정부가 보조하는 대신 군의관으로 일정 기간 근무해야 했다.) 대학에

서 그는 의학 이외에도 물리학과 화학 강좌를 수강했고 혼자서 수학도 공부했다.[1]

　27세의 젊은 군의가 발표한 에너지 불변의 법칙은 유럽 학계를 뒤흔들어 놓았고 이 업적은 그의 진로에도 영향을 미쳤다. 이런 천재를 일반 군의관으로 내버려 둘 수는 없다고 생각한 베를린 대학교의 알렉산더 폰 훔볼트(Alexander von Humboldt, 1769~1859년) 총장이 빌헬름 1세(Wilhelm I, 1797~1888년) 황제에게 헬름홀츠의 의무 복무를 면제하도록 건의했던 것이다. 황제의 특명으로 예정보다 일찍 군 복무를 끝낸 헬름홀츠는 당시 베를린 대학교 최고의 의학자였던 요하네스 뮐러의 문하에 들어가게 되었다.

　스승 뮐러가 최초로 준 과제는 동물 신경의 전달 속도를 알아내는 것이었는데 헬름홀츠는 몇 달 만에 이를 해결해 주변 사람을 놀라게 했다. 물리학에 조예가 깊었던 헬름홀츠는 근육 운동의 역학과 눈과 귀, 신경 등 감각 기관의 생리학 연구에 뛰어난 재능을 발휘했다. 그는 또 물리학을 실용적으로 의학에 접목시킨 근운동 기록기, 검안경, 각막 곡률계 등을 발명해 환자 진단에 응용했다.

　그중에서도 인체의 내부, 특히 뇌신경 계통을 직접 관찰할 수 있게 만든 검안경은 그 전까지의 청진법이나 타진법에 비해 직접적인 관찰이라는 점에서 매우 큰 의미를 갖는 발명이었다. 역사적으로는 얀 푸르키네(Jan Purkyne, 1787~1869년)가 1823년에, 찰스 배비지(Charles Babbage, 1791~1871년)가 1847년에 비슷한 검안 장치를 만들어 망막을 관찰한 바가 있었다. 그러나 널리 알려져 있지 않았고 헬름홀츠는 이

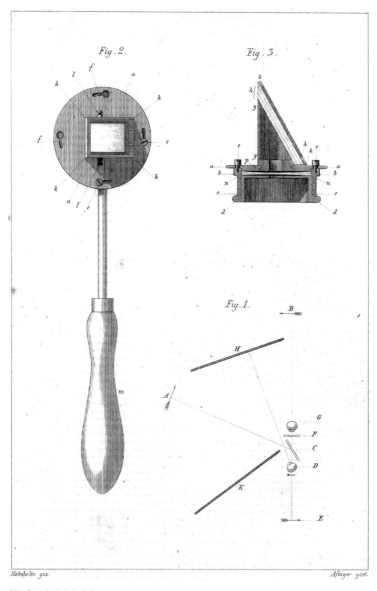

헬름홀츠의 검안경 설계도.

를 모른 채 독자적으로 검안경을 만들었던 것이다.

1850년에 헬름홀츠가 만든 최초의 검안경은 두꺼운 상자 종이, 풀, 현미경 플레이트 등을 조합한 원시적인 것이었다. 현대의 검안경으로도 망막을 관찰하려면 상당한 훈련이 필요한데, 헬름홀츠는 자신이 만든 검안경으로 6일 만에 사람의 망막을 볼 수 있었다고 한다. 검안경은 의료계에 급속히 퍼져 나갔다. 당시는 군대에 가기 싫은 사람이 고도의 난시나 근시라고 주장할 경우 확인할 방법이 없었다. 검안경은 이러한 문제를 단숨에 해결해 주었다. 그뿐만 아니라 망막을 관찰해 신체의 전반적인 상태를 판단하는 단서를 얻을 수 있게 되었고, 엉뚱한 진단에 따른 잘못된 치료가 획기적으로 줄어들게 되었다. 말하자면 검안경은 의사들이 안과의 질병 전체를 다시 파악하게 한 엄청난 발명품이었다.

건강이 좋지 않았던 아내를 위해 기후가 좋은 곳을 찾아 자리를 자주 옮겼던 헬름홀츠는 쾨니히스베르크, 하이델베르크, 본 대학교의 생리학 교수를 거쳐 1871년에 베를린 대학교의 물리학 교수가 되었다. 마침내 어려서부터 희망했던 전공인 물리학으로 돌아간 그는 유체, 열, 전기의 운동에 관한 계측 물리학, 물리 화학 등의 분야에서 많은 업적을 남겼다.[2]

35장

독일 의학계의 황제

루돌프 피르호 ❶

루돌프 피르호는 현대 의학의 여명기에 가장 큰 영향력을 발휘한 사람 중 하나다. 1821년 10월 13일 (지금은 폴란드가 된) 프로이센 동북부의 슈펠바인에서 출생한 그는 질병(모든 생명 현상)의 출발점이 되는 기초 단위로 세포를 설정한 병리학자였는데 이로써 질병이 비정상적인 생화학 현상에 의한 것이며, 따라서 그것에 효과가 있는 치료법, 또는 병든 세포를 제거함(예를 들어 수술)으로써 치료한다는 개념이 성립되었다고 할 수 있었다.

그는 국가의 보조를 받는 대신 일정 기간 군의관으로 근무해야 하는 베를린의 군의 학교를 졸업했는데 "일요일을 제외하면 아침 6시부터 저녁 11시까지 쉬지 않고 수업"하는 와중에서도 논리학, 역사, 아라비아 시, 정치학, 고고학을 공부했다. 그는 어학에도 능통했는데 그리스 어, 라틴 어, 히브리 어를 읽고, 유럽 각국의 언어를 할 수 있었다. 그중 이탈리아 어는 김나지움을 졸업하고 의학교 수업 시작 전의 기간인 6개월 동안에 독학으로 학습했다고 하니 머리가 매우 좋은 천재이면서 동시에 엄청난 노력가였던 듯하다.

1843년 의학 박사 학위를 받은 피르호는 베를린 샤리테 병원에서 근무하면서 현미경을 사용한 연구를 시작했는데, 1845년 백혈병을, 24세 때인 1846년에는 「폐동맥의 폐색에 관하여(Über die Verstopfung der Lungenarterie)」라는 논문에서 혈전증과 색전증을 기술하는 업적을 남겼다. 3년 후에는 샤리테의 병리 해부 주임으로 임용되어 당시 세계 최고 병리학자로 인정받던 빈의 카를 로키탄스키(Karl Rokitansky, 1804~1878년)의 저서에서 잘못된 부분을 지적하는 논문을 쓰기도 했다. 그는 1847년에 《병리 해부의 최신 지견(Archiv für Pathologische Anatomie)》이라는 잡지를 창간했는데 혁신적이었던 이 잡지는 이후 수많은 현대적 의학지의 창간을 유도하는 기폭제가 되기도 했다.

병리 연구와 병행해 사회 의학에도 관심이 많았던 피르호는 1847년 여름 슐레지엔 지방에서 사람들이 굶주림에 시달리다 열이 나면서 사망하는 병, "기아열(hungertyphus)"이 유행했을 때 위원회의 일원으로 현지 조사를 한 후 보고서를 발표했다. 카를 마르크스(Karl Marx, 1818~1883년)의 「공산당 선언(Manifest der Kommunistischen Partei)」과 같은 해인 1848년에 발표된, 「슐레지엔의 티푸스 유행에 관한 보고서(Mittheilungen über die in Oberschlesien herrschende Typhus-Epidemie)」에서 피르호는 민주주의와 교육 기회의 평등 등 질병 유행에 대한 국가의 책임을 강조했다. 즉 질병 유행을 예방하기 위해서는 위생 상태의 개선과 체계적 사회 복지 제도뿐만 아니라 민주주의와 개인의 자유도 중요하다고 언급했던 것이다.

그는 《의료 개혁(*Die medizinische Reform*)》이라는 준정치적인 잡지를 발행하고, 의료를 전담할 정부 기관의 창설, 의학 교육 개편, 경쟁 시험을 통한 교수 채용, 의학 교육 비용의 국가 부담, 육체 노동자들의 최대 노동 시간 제한 등을 요구하며 정부와 마찰을 일으켰다. 그 결과 감봉 등의 불이익을 당하고 1849년 뷔르츠부르크의 병리 해부학 교수로 옮길 수밖에 없었다.[1] 여기서 7년간 연구에 전념하며 많은 업적을 쌓은 피르호는 1856년 베를린 대학교의 병리학 강좌의 교수로 복귀했고, 독립적 연구소인 병리 연구소의 책임자가 되었다.

이후 피르호는 베를린 의학파의 구심점으로서 해부학과 병리학은 물론 위생학, 역학, 고고학, 인류학 등 다방면에 걸친 학술 활동과 더불어 인간의 자유와 개인의 권리를 보장하기 위한 사회 개혁 운동에 열중했다. "의학은 사회 과학이다."라고 주장하던 피르호는 1862년에는 프러시아의 하원 의원으로 선출되기도 했고, 프랑스와의 전쟁이 일어나자 프러시아의 응급 환자 수송 부대를 조직하고 야전 병원을 창설하는 책임을 맡기도 했다. 그는 또 베를린의 하수도 체계를 개선하는 등 위생 개혁 운동에도 크게 공헌했다.[2] 이같이 다방면에 걸친 피르호의 관심은 독일 최후의 박물학자였던 스승 요하네스 뮐러의 영향 때문인 것으로 추측된다.

이처럼 의학 역사상 모르가니 이후 가장 위대한 병리학자로 평가받으면서 "모든 세포는 세포에서 나온다."라고 주장하던 피르호는, 1858년에 출판한 저서 『세포 병리학(*Cellular-Pathologie*)』에서 "인체는 세포로 이루어져 있으며 질병은 이 세포들의 변화로 생긴다."라는 새로운 개념을 확립했다.[3]

베살리우스, 하비, 모르가니의 저서와 함께 히포크라테스 이후의 4대 의서로 평가하는 학자들도 있을 정도로 피르호의 이 책은 높게 평가되고 있다. 학자들에 따르면 『세포 병리학』으로 히포크라테스 이래의 체액설이 완전히 사라지게 되었다고 한다. 역사가들은 이 책출간 이후 10년이 되기 전에 의학의 주도권이 프랑스로부터 독일로 옮겨 갔다고 보는데 펠릭스 호페자일러(Felix Hoppe-Seyler, 1825~1895년), 프리드리히 폰 레클링하우젠(Friedrich von Recklinghausen, 1833~1910년), 율리우스 콘하임(Julius Cohnheim, 1839~1884년)과 같은 그의 제자들이 독일 의학의 황금 시대를 이끌었다. 그래서 피르호는 살아 있을 때부터 이미 '독일 의학계의 황제'라는 별명으로 불리게 되었다.

36장

위대한 정치가, 인류학자, 위생학자, 그리고 병리학자

루돌프 피르호 ❷

독일 의학의 황금기에 '의학의 황제'라는 별명으로 불리던 병리학자 피르호는 1859년 베를린 시의회 의원으로 선출된 것을 시작으로 42년 간 정치를 하게 된다. 1862년에는 중앙 정치로 진출하는데 프로이센의 국회 의원이 되어 독일 진보당을 창당하기도 하고, 1880년과 1893년 사이에는 독일 제국 의회의 의원이기도 했다. 시의원 때 그는 오물이 그냥 흘러 고약한 냄새가 나는 것으로 유명하던 베를린의 하수도를 정 비하는 업적을 남겼다. 그 밖에도 다양한 규정을 만들어 병원 개혁, 공립 학교 위생 기준 개선, 식품 검사법 도입, 간호사 교육 향상에 기여했다.

피르호는 비록 야당 당수까지 지냈지만 나라가 위급할 때는 누구보다도 앞장선 지도자였다. 1870년 보불 전쟁이 발발하자, 피르 호는 두 아들을 데리고 첫 병원 열차로 전선으로 향했다. 그는 전쟁이 끝날 때까지 전방에서 군대의 의무 지원 체계를 정립하고, 야전 군병원을 건설하는 등 나라를 위해 자기가 할 수 있는 일을 다 하고 돌아왔다.[1]

　　전쟁에서 돌아온 후로 피르호는 의학보다는 인류학에 주력하게 되었다. 그는 평생 총 1,180편의 인류학 논문을 발표한 인류학계의 권위자이기도 했는데, 독일계 미국인 하인리히 슐리만(Heinrich Schliemann, 1822~1890년)이 트로이 유적을 발굴할 때에 같이 현지에 가기도 했다. 미국 국적인 슐리만이 트로이 유물을 베를린 민족학 박물관에 기증한 이유는 그가 피르호와 절친한 사이였기 때문이다. 독일 의학의 또 다른 대가였던 그의 스승 뮐러가 평생 쓴 논문이 970여 편이었던 것과 비교해 보아도 한 사람이 자기 전공이 아닌 분야의 논문을 1,200편 가까이 쓴다는 것은 거의 상상이 되지 않는 업적이라고 할 수 있다.[2]

　　피르호의 인류학 논문은 고고학적인 부분도 있었지만, 의학적 관점에서 본 민족의 혈통에 관한 것도 있었다. 그는 이런 연구를 근거로 게르만 순수 혈통을 주장하는 일부 국수주의자들의 민족 우월주의를 비판했다. 혹시 극우로 치달을 수 있는 위험한 민족주의를 인류학적 연구 결과로 미리 경계한 것이었다. 세월이 흐른 후에 히틀러가 피르호를 비난하게 되는 것도 그의 이런 선견지명 때문이었다.

　　그는 왕족과 인사할 때에도, 보통 사람을 대할 때에도, 집에 있을 때에도, 언제 어디서나 똑같은 태도를 견지했다.[3] 독일 의학계의 거물이자 야당 당수이기도 했으니까, 자칫 잘못하면 거만해 보일 수

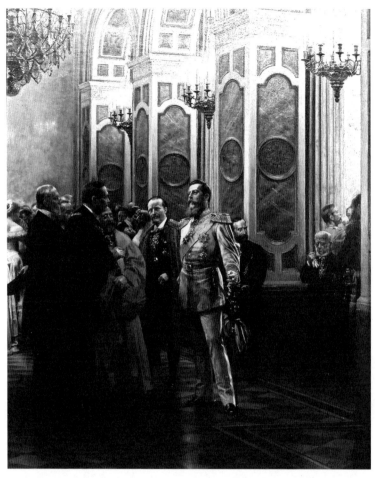

1878년 궁중 무도회장의 프리드리히 황태자를 그린 안톤 폰 베르너(Anton von Werner, 1843~1915년)의 그림. 왼쪽에서 세 번째에 가운을 입은 채 두 손을 모으고 있는 사람이 루돌프 피르호이다.

도 있는 위치에 있었던 것은 사실이었지만, 피르호는 기차에 3등칸이 있는 한 절대 2등칸 이상을 타지 않은 소박한 사람이었다. 그는 매일 새벽 1시 넘도록 일하고, 오전 6시에는 어김없이 일어나 언제 밥을 먹

는지 모를 정도로 바쁜 일과를 소화했다.[4)]

    1902년 1월 4일, 약속 시간에 늦어서 전차에서 뛰어내리다 넘어져 대퇴골이 골절되는 부상을 입고 쇠약해진 그는 여름 휴가를 보내려고 간 산장에서 다시 넘어져 베를린으로 후송되었으나 심장병까지 생겨 1902년 9월에 사망했다. 그가 죽자 신문은 "독일은 이로써 4명의 위인, 즉 지도적 병리학자, 인류학자, 위생학자, 그리고 진보 정치가를 잃었다."라고 추도했다. 역사학자들은 그를 "현미경을 가진 히포크라테스"였다고 평가하고 있다.[5)]

37장

램프를 든 천사

플로렌스 나이팅게일

플로렌스 나이팅게일(Florence Nightingale, 1820~1910년)은 3년간 계속되었던 부모의 유럽 신혼 여행 중 이탈리아 피렌체에서 태어났다. 이러한 장기간에 걸친 신혼 여행은 당시 영국의 상류 계층에 유행하던 문화로, 여행 중에 유럽 사교계와의 친분을 두텁게 하려는 목적도 겸하고 있었다. 그녀의 부모는 아이가 태어난 도시의 영어식 발음을 따서 '플로렌스'라고 이름을 지었다고 한다.

위대한 간호사 나이팅게일 신화는 크림 전쟁 당시 사상 최초의 종군 기자였던 《타임스(*Times*)》의 윌리엄 러셀(William Russell, 1820~1907년)이 송고한 기사로부터 시작되었다. 당시에는 기자가 자신의 눈으로 본 전장을 생생한 문장으로 중계하는 형식의 기사가 없었던 때였으니만큼, 국민들의 관심도 무척 높았다. 1854년 10월 9일,

12일, 13일 합계 3회에 걸친 러셀의 보고는 단순한 전황이 아니라 영국군 부상병들의 참상을 폭로하는 기사이기도 했다. 손이나 발을 절단당한 병사, 또는 콜레라나 열병에 시달리는 병사들이 돌보는 사람도 없는 불결한 장소에서 죽어 가고 있다는 기사의 내용은 형제나 아들을 의용군으로 보낸 많은 영국 국민의 마음을 끓어오르게 하기에 충분한 것이었다. 더구나 프랑스 군에는 수녀들로 이루어진 간호 부대가 있다는 마지막 부분은 영국 국민의 감정을 더욱 자극했다.

가족의 반대를 무릅쓰고 독일 카이저스베르크의 간호 학교에서 수련을 쌓고 돌아왔던 플로렌스는 이즈음 병든 가정 교사 부인들을 위한 시설의 운영 책임을 맡고 있었다. 그런 그녀를 크림 파견 간호단의 감독으로 불러낸 것은 러셀의 기사로 들끓는 영국의 여론이었다. 전쟁 군수 물자 공급을 책임지는 장관으로 재임하고 있었던 친우 시드니 허버트(Sydney Herbert, 1810~1861년)의 권유도 결정적 요인으로 작용했다. 그녀는 이 부름에 흔쾌히 응했다.

슈코더르[1]에서 보여 준 그녀의 활약은 그야말로 눈부신 것이었다. 현지에서의 군수 지원이 아무런 차질 없이 이루어질 것이라는 담당자의 장담을 믿지 않고, 자신이 동원할 수 있는 자금으로 필요 물자를 따로 구입해 간 것은 그녀가 아니면 하기 힘든 결단이었다. 현지에 도착한 후로는 엄청난 격무를 소화해야 했다. 식사를 거르며 일하는 것은 예사였고 24시간 동안 구두를 벗지 못한 적도, 붕대를 감느라 8시간 동안 쪼그려 앉아 있었던 적도 있었다. 중환자는 힘 닿는 대로 돌보았으며 사망자 대부분의 임종을 지켰다. 밤이 되면 손에 램프를

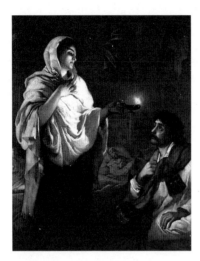
크림 전쟁에서 '램프를 든 천사'로 칭송받았던
나이팅게일.

들고 병상 사이를 도는 그녀를 병사들은 "램프를 든 천사"라고 불렀다. (이 램프는 현대 간호 학교에서 학생이 간호사 모자를 처음 쓰는 의식을 할 때 각자 1개씩 손에 드는 촛불의 유래가 되었다.)

슈코더르 야전 병원은 몰라보게 청결해졌다. 전염병에 걸려 죽는 병사도 눈에 띄게 줄어들었다. 그녀는 입원 중인 병사를 위한 도서실을 만들었다. 환자에게 필요한 교육용 강좌를 열었고 커피 하우스도 마련했다. 식사도 개선했는데 영국에서 온 프랑스 요리 전문가 알렉시 스와이에 (Alexis Soyer, 1810~1850년)가 환자들을 위해 요리를 만들었다. 6개월이 지나자 40퍼센트에 이르던 부상 병사의 사망률이 2퍼센트로 줄어들었다. 대단한 성과였다.

전쟁이 끝난 1856년, 거국적 환영을 마다하고 가명을 써 가며 조용히 귀국한 그녀는 드디어 정치가로서의 능력을 발휘하기 시작했다. 빅토리아 여왕과 요직에 있는 친구들의 도움을 받은 그녀가 주력한 것은 육군의 위생 환경 개선이었다. 그녀가 주도해 여왕의 이름으로 설치된 위원회의 임무는 병사들의 숙소를 위생적으로 개수하고, 육군에 통계국을 설치하며, 의학교를 만들고, 의무실을 개선하는 것이었다. 이 사업을 위해 그녀는 자신과 마음이 맞는 사람들이 연이어 육군 장관으로 임명되도록 정치적 수완을 발휘했다. 냉정하고 치밀한 그녀의 수년에 걸친 노력은 영국 사회에 현대적 병원 위생의 개념을 정착시키는 밑거름이 되었다.

인도에 부임하는 신임 총독이 영국을 떠나기 전 반드시 방문해 보건 위생에 관한 조언을 들었을 정도로 막강한 영향력을 행사했던 90세의 나이팅게일은 1910년 8월 13일 조용히 눈을 감았다. 《뉴욕 타임스》는 "이보다 더 유익하고 감동적인 생애가 있었을 것인가?"라며 그녀의 죽음을 애도했고, 그녀가 묻힌 세인트 마거릿 교회의 창문에는 크림 전쟁에 참전했던 병사들이 기념으로 모은 총알로 만든 슈코더르 십자가가 장식되었다.

그로부터 반세기도 더 지난 1970년대, 템스 강이 내려다보이는 런던 세인트 토머스 병원의 리모델링을 계획하던 병원 건축 전문가들은 환자, 보호자, 의사, 간호사 등에게 설문 조사를 시행한 결과 부수고 다시 지으려던 '나이팅게일 병동'을 조금만 고쳐 존속시키기로 결정했다. 전체가 1개의 병실로 된 이 병동은 천장이 높고, 상하로 열리는 높은 창문에 좌우에 각 15개씩 놓인 침상으로 된 구성이었다. 침상 1개당 창문 하나, 방의 중앙에 간호사 스테이션 및 환자들의 휴게 공간이 배치되어 있는 이 병동은 환자들을 위한 건강한 환경의 이상적인 예로써 생전의 나이팅게일이 강조하던 병동 양식이었다.

38장

퇴행성 뇌질환의 발견

알로이스 알츠하이머

알로이스 알츠하이머(Alois Alzheimer, 1864~1915년)는 독일 남부 바이에른 주의 작은 마을 마르크브라이트에서 공증인의 아들로 태어났다. 어려서부터 과학에 뛰어난 재능을 보였던 그는 베를린, 튀빙겐, 뷔르츠부르크에서 의학을 배우고 1887년 의과 대학을 졸업 후에 프랑크푸르트의 정신 질환 전문 병원에서 경험을 쌓는 한편 환자들의 임상 경과와 사망 후의 부검 기록을 비교 검토하는 연구를 시작했다.

그의 연구는 이듬해 같은 병원에 프란츠 니슬(Franz Nissl, 1860~1919년)이라는 청년 신경학자가 합류하면서 전환점을 맞게 된다. "만약 니슬의 직·간접적인 영향이 없었더라면 나는 아무것도 제대로 이루지 못했을 것"이라는 회고에서 보듯 니슬은 1895년까지 7년 동안 낮에는 환자, 저녁에는 뇌 조직의 관찰 소견을 주제로 그와 토론

했던 동료이자 친구였다. 알츠하이머가 배워 평생의 연구 수단으로 애용한 '신경 세포의 은 염색'을 고안하는 등 뛰어난 업적을 남긴 니슬은 후일 하이델베르크 대학교 교수가 되었다.

한편 프랑크푸르트 병원의 퇴행성 뇌질환 환자 중에는 장소를 인지하는 능력과 기억력에 장애를 보이고, 읽고 쓰기에도 문제가 있는 51세의 여성 아우구스테 데터(Auguste Detter, 1850~1906년)가 있었다. 증상이 점차 악화되어 환각을 보거나 근거 없이 가족을 의심하는 등 정신 기능에도 장애가 나타날 때쯤 알츠하이머는 당시 가장 유명했던 정신과 교수 에밀 크레펠린(Emil Kraepellin, 1856~1926년)이 교수로 있는 뮌헨으로 옮겼는데, 프랑크푸르트 정신 병원은 1906년에 데터가 죽자 그녀의 의료 기록과 뇌를 뮌헨으로 보내 알츠하이머가 검토할 수 있게 해 주었다. 그는 이 증례를 1906년 11월 튀빙겐 학회에서 최초로 보고했다.

두 번째 증례는 1907년에 치매 증상으로 뮌헨 대학교 병원에 입원한 요한 F라는 56세 남성이었다. 3년 후에 사망한 이 환자의 부검 결과도 얇아진 대뇌 겉질, 세포의 죽음이 동반되는 신경 섬유 다발, 그리고 세포 바깥쪽에 존재하며 독성 물질로 보이는 아밀로이드판 등 알츠하이머가 보고한 새로운 병의 진단 기준에 합당한 소견을 보이고 있었다. 이 증례 이후 크레펠린은 제자의 명예를 위해 이 병을 '알츠하이머병'이라고 부르자고 제안하면서 자신의 교과서에서 알츠하이머병을 따로 소개했다. 그 결과 1911년경에는 유럽 의사들이 모두 알츠하이머의 기준에 따라 병을 진단하게 되었다.

알츠하이머는 연구 결과를 완벽하게 확신하며 정말로 중요하다고 판단될 때만 발표를 했고 자신의 연구를 분명하게 설명하는 재능이 있었으므로 업적을 인정받으려고 남들과 다툰 적이 한 번도 없었다. 또 뮌헨 대학교 정신과의 부교수 겸 해부 실험실 책임자로서 성실한 교육자이기도 했던 그는 여러 나라에서 온 학생을 지도하기 위해 대부분의 시간을 현미경 실험실에서 지냈는데, 학생과 함께 현미경을 보며 조직의 병리 소견에 관한 설명을 시작하면 피우던 시가를 옆에 내려놓는 그의 버릇 때문에 일과가 끝날 즈음에는 모든 현미경 옆 실험 테이블에 꽁초가 널려 있었다고 전한다.

1912년 브레슬라우 대학교 정신과 교수로 임명된 후 건강이 악화된 알츠하이머는 수년간 입원과 퇴원을 반복하다 51세의 나이로 사망했다. 아마도 연쇄상 구균 감염에 이은 류머티즘성 심염과 콩팥 기능 상실이 사인이었을 것으로 추측된다.

39장

신경 퇴행성 질환의 발견

제임스 파킨슨

제임스 파킨슨(James Parkinson, 1755~1824년)은 런던에서 약사와 외과 의사를 겸하던 개업 의사 집안의 3남매 중 장남으로 태어났다. 영국의 외과를 과학으로 만든 인물로 존경을 받는 존 헌터(John Hunter, 1728~1793년)의 제자이기도 한 그는 아버지가 돌아가신 1784년 런던 병원 의학교를 졸업하고 외과의 자격을 취득해 가업을 계승했다.

대를 이은 성공적인 병원 경영 덕분에 금전적 어려움 없이 자란 파킨슨은 다양한 방면에 흥미를 가진 의사 겸 과학자이자 사회 개혁가, 그리고 정치가로 성장했다. 젊은 시절의 파킨슨은 특히 정치에 관심이 많았는데, 아마도 동시대에 일어난 프랑스 혁명의 영향을 받았던 것 같다. 그는 보통 사람의 정치적 권리를 주장하며 정부를 비판했고, 프랑스 민중 혁명을 강력히 지지했다. 각종 혁명적, 사회적 모임에 참가하던 그는 혁명의 여파가 영국에 휘몰아치던 혼란기에 자신의 이름, 혹은 '늙은 휴버트(Old Hubert)'라는 필명으로 급진적인 개혁을 주장하는 인쇄물을 20여 종 가까이 발간한 정치 선동가이기도 했다. 그는 몇몇 비밀 정치 결사에도 참여했는데, 1794년에는 조지 3세(George III, 1738~1820년)를 암살하려는 음모에 관련되어 조사를 받기도 했다.

파킨슨이 그의 요란한 정치 경력을 뒤로하고 의학 연구로 관심을 되돌린 시기는 나폴레옹의 등장으로 프랑스 혁명의 혼란이 가라앉은 이후였다. 그는 1805년에 통풍에 관한 저술을 시작으로 1812년에는 영국 최초로 막창자꼬리의 염증성 천공이 사망의 원인이 된 사례를 발표했다. 그러나 무엇보다도 그를 유명하게 만든 업적은 1817년에 출판한 『진전(떨림) 마비에 대한 소론(*An Essay on the Shaking Palsy*)』이었다.

후일의 파킨슨 병을 처음으로 보고한 이 소론에서 그는 6명의 증례를 보고하고 있는데 첫 증례는 개인적으로 관찰한 50대 환자, 둘째와 셋째 증례는 길에서 우연히 만난 환자들, 네 번째는 더 이상 추적이 불가능했던 가슴에 농양(고름 주머니)을 가진 환자, 다섯 번째 증례는 그냥 멀리서 바라본 환자, 여섯 번째 증례는 72세 남성이었다.

사실 현재의 관점에서 보면 파킨슨의 이 저술은 논문이라고 볼 수도 없는 낮은 수준의 문건이었다. 증례 전부가 저자의 눈으로 관찰한 것일 뿐이고 신체 검사 혹은 병리학적 소견이 전혀 없었으며 과학적 체계를 갖추고 있지 않았다. 더구나 파킨슨은 이런 환자가 보이는 주요 증상인 떨림이 목 부위의 척추 신경 장애 때문이라고 잘못 이해하고 있었다. 그러나 당시 의학계는 이 문헌을 최초의 독창적 보고로 높게 평가했고, 시간이 흐르면서 후배 임상가들이 점점 더 세밀한 관찰을 첨가함으로써 하나의 질병으로 확립되었다. 결국 60년 후에 세계적인 신경학의 권위자 장마르탱 샤르코(Jean-Martin Charcot, 1825~1893년)가 이 질환을 "파킨슨 병"이라고 명명함으로써 파킨슨이란 이름은 의학사의 일부가 되었다.[1]

의학 이외에도 지질학과 고생물학에 관심이 많아서 화석 표본 수집과 관련 저술을 여럿 남겼으며 런던 지리학회 창립 멤버였기도 했던 파킨슨은 1824년 12월 21일 뇌졸중으로 쓰러져 사망했다. 그의 생일인 4월 11일은 '세계 파킨슨 병의 날'로 지정되어 있다.

40장

무균법의 시작

조지프 리스터

조지프 리스터는 루이 파스퇴르의 미생물 기초 연구를 실제로 임상 의학에 응용해 발전시킨 사람으로 역사에 기록되어 있다. 그는 1827년 4월 5일 영국 에섹스 지방의 업턴에서 태어났다. 퀘이커 교도이며 포도주 상인이었던 그의 아버지 조지프 잭슨 리스터(Joseph Jackson Lister, 1786~1869년)는 짬이 나면 스스로 현미경을 만들었는데, 당시 색수차가 없는 현대적 렌즈를 만든 몇 안 되는 사람 중의 하나였다. 리스터는 1852년 런던 의과 대학을 졸업하고 스승들의 권유에 따라 에든버러 대학교 외과 교수였던 제임스 사임(James Syme, 1799~1870년)의 조수로 들어갔다. 그는 여기서 사임의 큰딸과 결혼했으며, 1860년에는 글래스고 대학교 외과 교수로 임용되었다.

리스터는 1852년 홍채가 민무늬근으로 이루어져 있으며 이 근육의 수축과 이완에 따라 눈동자 크기가 조절된다는 사실을 최초로 밝혔고, 1880년에는 생체 내에서 흡수되는 창자실 봉합사를 개발하기도 했다. 하지만 그의 가장 위대한 업적은 외과 수술에 소독의 개념을 최초로 도입한 것이었다.

파스퇴르가 발표한 포도주의 발효와 부패에 관한 논문에서 힌트를 얻은 리스터는 수술 후 감염을 막기 위해 상처 부위와 수술장을 소독하는 방법을 찾고 있었다. 세균을 죽이는 물질을 찾는 연구를 시작한 그는 염화아연(zinc chloride), 황화합물에 이어 세 번째로 시험한 (하수도 소독용) 석탄산이 살균 효과가 있음을 확인했고, 이 석탄산을 사용해 마침내 1865년 8월 12일 마차에 깔려 정강뼈 부위에 복합 골절을 입은 소년을 절단 없이 치료하는 데 성공했다. (이 소년은 6주 후 걸어서 퇴원했다.)

1867년 「외과 치료에서 무균 수술법(Antiseptic Principle of the Practice of Surgery)」이라는 논문에서, 그는 1864년에서 1866년에 걸쳐 글래스고에서 시행된 일반적인 사지 절단 수술의 사망률은 45퍼센트에 달했지만, 1865년과 1867년 사이에 시행된 무균 수술은 40명 중 6명만이 사망해 사망률이 15퍼센트로 낮아졌다고 보고했다.

파스퇴르의 이론에 따르면 세균은 공기 중 어디에나 있을 수 있었으므로 리스터는 수술장의 공기를 석탄산 스프레이로 정화했고, 상처 부위는 석탄산, 액상 레진, 파라핀으로 적신 8겹의 붕대로 밀봉했다. 이 리스터의 폐쇄적 상처 치료법은 보불 전쟁이 끝날 무렵 많은 군의관에게 채택되어(이 전쟁에서 부상을 입고 수술을 받은 환자 1만 3000명

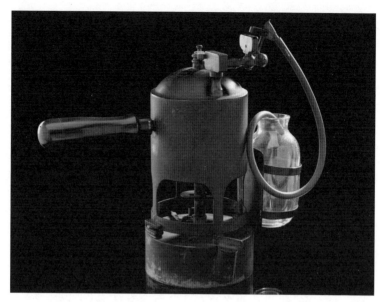
리스터가 사용했던 석탄산 소독기.

중 1만 명이 사망했다.) 전 세계로 퍼져 나갔다. 수년 후 로베르트 코흐가 상처 부위에 주로 감염되는 병균의 실체를 밝히자 무균 수술법은 더욱 확고한 지지를 받게 되었다.

　　리스터는 뛰어난 기술을 가진 외과 의사는 아니었다. 그는 성실하고 주의 깊게 정확한 수술을 하는 시술자였으며, 당시 금기로 생각되던 배안(복강)이나 가슴안(흉강)을 침범하는 수술은 평생 엄두도 내지 않았던 신중하고 온건한 성격의 소유자였다. 도덕적인 면에서도 남달랐던 리스터는 1883년 이그나즈 제멜바이스(Ignaz Semmelweiss, 1818~1865년)의 업적을 듣고 무균 소독법의 선구자가 제멜바이스라는

　　　　　　　　　　　　　　　　　　　　위대한 의학사

점을 흔쾌히 인정했다.

1869년 리스터는 스승의 뒤를 이어 에든버러의 임상 외과학 교수가 되었으며 1877년에는 런던 킹스 칼리지의 외과 교수로 1892년까지 재직했다. 1883년에 준남작의 작위를 받고, 1897년 의사로서는 최초로 영국 귀족 연감에 오른 리스터는 1895년부터 1900년까지 왕립 학술원 회장을 역임하기도 했다.

41장

일본 세균학의 선구자

기타자토 시바사부로

기타자토 시바사부로(北里柴三郎, 1853~1931년)는 1852년 요즘 일본의 행정 구역으로는 규슈 섬 구마모토 현에서 출생한 무사 집안의 장남이었다.[1] 메이지 유신의 영향으로 서양 문물을 배워야겠다는 생각을 하고 구마모토 의학교에 입학한 것이 그가 의학에 입문하는 계기였다고 하는데, 서양 지식을 배울 곳이 의학교밖에 없었기 때문에 일단 말이라도 배우면서 기초 수학이나 과학을 배우려고 생각했던 것 같다.[2] 그는 여기서 네덜란드 인 교수 콘스탄트 만스펠트(Constant Mansveldt, 1832~1912년)에게 의학을 배웠는데, 의과 대학 설립과 함께 도쿄 대학교로 옮겨 간 오가타 마사노리(緖方正規, 1853~1919년) 등과 달리 스승을 존경한 나머지 혼자 조교로 일하다 뒤늦게 도쿄로 가는 바람에 동기들의 2년 후배가 되고 말았다.

기타자토는 나이도 많은 편이고 리더십이 있어서 입학하자마자 기숙사의 학생 대표가 되었다. 이때 기숙사 사감이 학생들에게 무례한 말을 하자 "출퇴근할 때 말 엉덩이를 몽둥이로 쳐서 낙마시켜도 좋으냐?"라고 위협을 해서 사감을 놀라게 했다고 한다. 그는 여기서 7년 동안 공부를 하는데 입학 동기 120명 중에 같이 졸업한 학생이 20명밖에 되지 않았다.

졸업 후 친구들은 월급이 많은 지방 병원의 원장으로 부임했지만, 그는 급료가 10분의 1도 안 되는 내무성 위생국에 취직했고 의학교 동기이자 대학 선배인 오가타에게 세균학을 배웠다. 오가타는 약 1년 동안 빈에서 위생학을 배우고 귀국 길에 베를린의 로베르트 코흐에게 세균학을 배운 다음 도쿄 대학교 위생학 교수가 된 인물로, 기타자토는 그 영향으로 독일 유학을 가게 되었다.[3]

기타자토는 코흐의 제자인 프리드리히 뢰플러(Friedrich Loeffler, 1852~1915년) 문하로 들어갔는데 독일 사람들은 그가 첫날부터 독일어를 완벽하게 하는 것에 굉장히 놀랐다고 한다. 그는 첫 1년 동안 하숙과 연구실을 잇는 길밖에 몰랐을 정도로 학업에 열심이었으며 이런 평판을 들은 코흐에게 직접 지도를 받는 직전 제자가 되었다.[4]

기타자토는 디프테리아균(Corynebacterium diphtheriae)과 파상풍균(Clostridium tetani)을 순수 배양했을 뿐 아니라 그 독소를 중화하는 항독소 개발에도 성공했다. 이는 항생제가 없던 시절 처음으로 세균 질병을 고치는 방법을 개발한 큰 업적이었다. 그는 1901년 첫 번째로 노벨 생리·의학상을 받게 되는 에밀 베링(Emil Behring, 1854~1917년)

과 같이 디프테리아 항혈청을 개발했는데 1891년 크리스마스에 베를린 베르그만 병원에서 디프테리아에 걸린 아기들에게 이 항독소를 주사해 큰 성공을 거두었다. 이 항혈청 요법은 그 후 3년 동안 2만 명의 유아를 구했으며, 덕분에 70퍼센트를 넘던 디프테리아의 치사율은 10퍼센트로 감소했다.

　유학을 마친 기타자토는 연구소를 차려 줄 테니 소장으로 와 달라는 영국 케임브리지 대학교의 청을 거절하고 애국심에 불타 본국으로 돌아갔다. 하지만 그를 기다리는 자리는 없었다.[5] 그는 후쿠자와 유키치(福澤諭吉, 1835~1901년)의 도움으로 사설 전염병 연구소를 설립해 독일에서 하던 대로 디프테리아나 파상풍을 치료하는 혈청 요법을 시도했고, 이 연구소가 국유화된 후에는 사설 기타자토 연구소를 세워 연구를 계속했으며 게이오 대학교가 최초의 사립 의과 대학을 만들 때 학장직을 맡아 교육에도 수완을 발휘했다.

　기타자토는 파상풍균과 디프테리아균을 발견하고 그 치료법을 개발했을 뿐만 아니라 나중에는 페스트균을 발견하기도 한, 당시 세계 최고의 세균학자 중 한 명이었다.[6] 몇몇 일본 사람들은 디프테리아 항독소 치료를 기타자토와 공동으로 개발한 베링이 혼자서 노벨상을 받은 것은 동양인 차별 때문이라고 생각하고 있다.

42장

보이지 않는 빛의 발견

빌헬름 뢴트겐

1862년 빌헬름 뢴트겐(Wilhelm Röntgen, 1845~1923년) 소년은 고등학교에서 퇴학당했다. 낙서에 선생님의 얼굴을 모욕적으로 그려 놓은 급우가 누군지 알면서도 말하지 않는 뢴트겐을 못마땅하게 여긴 학교 당국이 내린 조치였다. 교장 선생님은 이미 범인을 알고 있었지만, 확인을 위해 뢴트겐에게 증언을 강요했다고 한다. 당시 17세였던 내성적인 뢴트겐 소년은 그것을 거부했다. 친구를 배신하는 짓을 하기 싫다는 단순한 이유에서였다. 졸지에 뢴트겐은 독일 및 네덜란드의 어느 고등학교에도 다닐 수 없는 처지가 되어 버렸다. 고등학교 졸업 자격이 없으면 아무 대학에도 입학할 수 없음은 물론이었다.

결국 뢴트겐은 1865년에 고교 졸업 자격을 따지지 않는 취리히의 기술 학교에 입학할 수밖에 없었다. 뢴트겐이 배운 것은 기계 공학이었다. 여기서 그가 만든 기계는 정교한 실험용 기기를 필요로 하던 유럽 최고의 이론 물리학자 아우구스트 쿤트(August Kundt, 1839~1894년)의 주의를 끌었다. 쿤트는 뢴트겐이 이론 물리학을 공부하도록 권했고, 고등학교 졸업 자격이 없는데도 불구하고 박사 과정을 밟을 수 있도록 해 주었다. 1869년 박사 학위를 받은 뢴트겐은 쿤트가 뷔르츠부르크, 슈트라스부르크 대학교 등으로 자리를 옮길 때마다 조수로 따라다니며 스승의 연구를 도왔다. 슈트라스부르크 대학교에서 강사, 조교수를 거친 그는 결국 기센 대학교의 교수로 임용되었고, 1888년에는 명성 높은 뷔르츠부르크 대학교의 이론 물리학 교수를 맡게 되었다.

1895년 11월 8일 뢴트겐은 음극관과 바륨시안화백금을 바른 스크린 사이에 트럼프 카드를 세워 놓고 그 뒤에 5센티미터 두께의 책을 놓은 다음 음극관에 전기를 흘렸다. 스크린은 즉시 형광을 내며 빛나기 시작했고 이 광선이 물질을 투과하는 것임이 확실해졌다. 12월 초순에는 작은 납 파이프를 빛에 갖다 대자 납 파이프 때문에 생긴 짙은 음영과 더불어 전혀 예기치 못했던 자신의 손가락뼈들이 감광판에 나타났다. 며칠 후 그는 부인 안나 베르타 뢴트겐(Anna Bertha Röentgen, 1839~1919년)의 왼손을 감광판 위에 놓고 6분간 음극관에 전류를 흘려 사진을 찍었다.

뢴트겐은 한시바삐 이 사실을 학회에 보고하고 싶었다. 그러나 그가 발표 준비를 마친 12월 28일에는 이미 뷔르츠부르크 자연 과학 의학 협회의 월례 학회가 끝난 후였다. 뢴트겐은 협회의 사무원에게

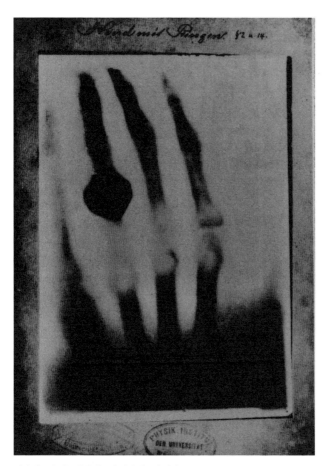

안나 베르타 뢴트겐의 왼손이 찍힌 엑스선 사진.

논문을 실제로 발표하지는 않았지만 12월호에 게재해 달라고 간곡히
부탁했고, 「새로운 광선에 대해서: 예비 발표 논문(Ueber eine neue Art
von Strahlen (Vorläufige Mittheilung))」은 제출한 지 불과 며칠 만에 학회
지에 실리게 되었다. (협회 사무원을 설득하는 과정에서 손가락뼈가 나타난

베르타의 엑스선 사진이 결정적인 역할을 했던 것으로 전해진다.)

뢴트겐은 잡지에 실리는 것만으로는 세계적인 명성을 얻을 수 없음을 잘 알고 있었다. 그는 1896년 정초에 자비로 재인쇄한 논문을 유럽에서 가장 명망 있던 6명의 물리학자에게 우송했다. 뢴트겐의 오랜 친구이자 빈 대학교의 물리학 교수였던 프란츠 엑스너(Franz Exner, 1849~1926년)도 그중 한 사람이었는데, 그 역시 논문보다는 사진에 더 큰 감명을 받아 다음 날 밤의 파티에서 사람들에게 그것을 보여 주었다. 마침 그 자리에 빈 최대의 신문 《디 프레세(Die Presse)》의 편집자가 있었고, 이 발견의 중요성을 깨달은 그에 의해, 사건의 전말이 1월 5일자 신문에 사진과 함께 상세히 보도되었다.

이 뉴스는 즉각 세계 각국의 신문에 실렸고 엑스선은 가장 빠른 시일 내에 가장 널리 알려진 발견이 되었다. 그로부터 몇 주일도 지나지 않아서 의사들은 골절뿐 아니라 몸속에 박힌 탄환이나 금속을 엑스선으로 찾아내기 시작했다. 여담이지만 이후 몇 달 동안 인간의 뼈를 엑스선으로 촬영해 주는 사설 업소들이 번창했는데 그 결과 세계 곳곳에서 자신의 해골 사진을 보고 놀라 기절하는 귀부인이 속출했다고 한다.

한편, 뢴트겐은 그 후로도 엑스선의 의학적 이용에는 그리 큰 관심을 보이지 않은 채 이 새로운 광선의 물리학적 성질에 관한 연구에만 열중했다. 1901년 그는 제1회 노벨 물리학상 수상자가 되었으며, 상금을 전액 뷔르츠부르크 대학교에 기증함으로써 또 하나의 모범을 보였다.

43장

담도 외과의 개척자

베른하르트 폰 랑겐베크

근대 의학이 발전하기 전까지 담석증은 불치의 병이었다. 담낭, 즉 쓸개 속에 돌이 생긴 상태를 담석증이라고 부르는데 당시 의사들은 담석증 수술을 상상도 못 했고 담석을 녹여 준다는 각종 민간 요법이나 온천 요법 등을 처방할 따름이었다. 이 병은 현재 소화기계 질환 중 입원을 필요로 하는 가장 흔한 질환의 하나로 젊은 사람에서도 흔하며 외국의 부검 보고서에 따르면 11~36퍼센트의 건강한 성인에서도 발견된다고 한다. 미국에서는 1992년 조사에서 성인 인구의 10~15퍼센트에 담석이 있으며 매년 100만 명이 새로 담석증 진단을 받는다고 알려져 있을 정도로 흔한 질병이다.[1]

19세기 중반 마취법이 발명되면서 몇몇 의사들이 배막안(복강내)의 장기를 수술하기 시작하는데 그중에서 가장 먼저 수술에 성공한 사례는 난소 종양이었다. 최초로 보고된 담석증의 수술도 난소 종양 수술 성공에 힘입은 것이라고 할 수가 있는데 1867년 6월 미국 인디애나 주 인디애나폴리스의 존 스토 밥스(John Stough Bobbs, 1809~1870년)라는 의사가 시행한 것으로 알려져 있다. 이 의사는 스스로 난소 종양이라고 믿는 환자가 하도 졸라서 수술을 하게 되었다고 한다.

환자는 재봉 일을 하는 젊은 여자였는데 약 4년 전부터 시작된 오른쪽 상복부의 통증이 갈수록 심해져서 일을 할 수 없을 정도가 되자 수술을 하다 죽어도 좋다며 밥스를 찾아온 것이었다. 그녀의 배에서는 상당히 큰 덩어리가 만져졌는데 자꾸 커지는 것으로 보아 종양이 의심되었다.[2] 배안을 절개해 보니 길이 10센티미터, 지름 5센티미터 정도의 액체가 가득한 덩어리 속에 돌이 여러 개 만져졌다. 담낭 속의 담석이었던 것이다. 그는 담낭을 절개해 속에 있던 액체와 돌을 빼내고 분비물, 즉 담즙이나 남아 있을지도 모르는 돌들이 나오는 길을 열어 주기 위해 담낭을 꿰매지 않고 연 채로 복벽과 연결해 놓았다. 환자는 1개월 후에 퇴원했는데 건강을 회복해 재혼도 하고 상당히 오랫동안 잘 살았다고 한다.

그러나 이 수술에는 문제가 남았다. 담석으로 인한 통증이나 염증은 완벽하게 해결되었지만, 배벽으로 담낭이 열려 있었기 때문에 배 밖으로 담즙이 흘러나오는 것이었다. 그러나 당시로는 이것도 대단한 성공이었다. 담낭을 떼어 낸 게 아니라 열기만 했기 때문에 이 수술은 담낭 절제술이 아닌 담낭 절개술이었다. 어쨌건 이것이 외과적으로 치료가 가능했던 최초의 담석증 증례였으며 이러한 담낭 절개술은 곧 유럽의 제임스 매리언 심스(James Marion Sims, 1813~1883년)나 로슨 테이트(Lawson Tait, 1845~1899년) 같은 의사들이 시도해 성공했다.

그런데 담낭의 끝부분을 복부 쪽에 이어서 열어 두는 것은 환자의 삶의 질 관점에서는 뭔가 부족한 면이 있었다. 물론 새로운 담석이 생기더라도 꺼내기 쉽다는 이점이 존재했지만, 일상 생활에는 불편하기 짝이 없었다. 그렇다고 담낭을 봉합한 후 그냥 배를 닫는 것은 담즙이 유출되거나 염증이 퍼져서 배막염이 될 우려가 다분했기 때문에 위험한 일이었다. 이런 위험을 무릅쓰고 담낭 절제술에 도전해 성공한 의사가 독일의 베른하르트 폰 랑겐베크(Bernhard von Langenbeck, 1810~1887년)였다.

랑겐베크는 괴팅겐 대학교에서 학위를 받았는데 오르간 연주로 아르바이트를 하며 의학을 공부했다고 한다. 1835년 학위를 받은 그는 1842년에 킬 대학교 외과 교수를 거쳐 1848년에는 요한 프리드리히 디펜바흐(Johann Friedrich Dieffenbach, 1794~1847년)의 뒤를 이어 베를린 샤리테 병원의 외과학 및 안과학의 책임자가 되었고 건강 악화로 은퇴하는 1882년까지 재직했다. 그는 담낭의 만성 염증이 담석의 원인이니 완전한 치료를 위해서는 담낭을 통째로 떼어 내는 것이 좋겠다고 생각하고 시체를 이용해 수년 동안 새로운 수술법을 연구한, 침착하고 신중한 성격의 소유자였다.

랑겐베크가 최초로 담낭 절제에 성공한 환자는 43세 된 베를린 시의 관리였다. 14년 전부터 담석증으로 고통을 받아 지속적으로 모르핀 투여량을 늘려 왔던 이 환자가 수술을 결심했을 때는 몸무게가 40킬로그램이나 줄어들어 피골이 상접해 있었고 지속적인 통증과 영양 결핍으로 지극히 쇠약한 상태였다. 환자는 죽음을 각오하고 랑겐베크에게 수술을 요청했던 것이었다.

1882년 7월 10일에 병원에 입원한 환자는 5일에 걸친 휴양과 전 처치를 받은 다음 수술대에 올랐다. 이 수술에는 베를린의 지도적 내과 및 외과 의사들이 초청되어 참관했다고 하는데, 소량의 정맥성 출혈이 있었던 것을 제외하면 거의 완벽한 수술이었다고 한다. 떨어져 나온 담낭의 벽은 염증으로 매우 두꺼워져 있었고 속에는 2개의 콜레스테롤 담석이 들어 있었다. 환자는 수술 다음 날에 벌써 담배를 피울 정도로 멀쩡해졌으며, 수술 2주 후에는 침상에서 일어나 움직일 수가 있었고 9월 초에 무사히 퇴원했다. 이 경과는 현대의 개복 후 담낭 절제술과 비교해도 손색이 없는 것이었다.

랑겐베크는 이 수술을 11월에 발행된 학회지에 발표했으나 거의 무시당하고 말았다. 또 1883년에는 독일 외과 학회에 참석해서 3건의 담낭 절제술을 시행해 2건에서 성공했다고 보고했지만, 의사들은 별로 관심을 가지지 않았다. 테이트와 같은 담낭 절개술, 즉 담낭을 완전히 떼어 내지 않는 옛날 수술법을 지지하는 의사들은 오히려 그를 비난하기도 했다. 그 결과 1890년까지 랑겐베크의 방법을 사용한 의사가 겨우 20명밖에 되지 않았고 전체 수술 건수도 47건에 불과할 정도로 이 새로운 수술은 인기를 얻지 못했다. 1890년대가 되어서야 이 수술을 지지하는 사람들이 많아졌고 담낭 절제술은 확고한 기술로 자리 잡게 되었다.

　랑겐베크는 시체를 이용해 20가지가 넘는 새로운 수술법을 고안해 낸 선구자였다. 그러나 그는 생전에는 보수적인 의사들의 공격을 받아 업적에 걸맞은 대우를 받지 못했다. 담낭을 절개하고 돌을 꺼낸 후, 담낭의 열린 부분을 배벽에 터널을 만들어 고정하는 옛 수법에 익숙한 의사들은 담낭을 완전히 제거하는 랑겐베크의 새로운 방법을 선뜻 받아들이려 하지 않았다. 그러나 세월이 흐르면서 젊은 외과 의사들이 그의 수술법을 채용하기 시작했고 장점이 널리 인정받게 되었다.

　그가 1901년에 막창자꼬리염(충수염)에 의한 배막염으로 사망했을 때는 모든 사람이 랑겐베크가 담도 외과의 개척자로서 담석증을 근본적으로 치료하는 새로운 수술을 고안했다는 사실을 인정하고 있었다. 비록 사망한 다음의 일이긴 하지만, 그는 후세 사람으로부터 19세기 후반 독일에서 가장 위대한 외과 의사 중 한 명이었다는 평판을 얻었다.

44장

안전하고 정확한 수술을 위해

에밀 테오도어 코허

에밀 테오도어 코허(Emil Theodor Kocher, 1841~1917년)는 1841년 8월 25일 스위스 베른에서 태어났다. 그의 아버지는 근면한 기술자였고 어머니는 독실한 개신교도였다. 취리히, 베를린, 런던, 빈을 거쳐 미카엘 안톤 비에르메르(Michael Anton Biermer, 1827~1892), 헤르만 뎀메(Hermann Demme, 1802~1867년) 등이 가르치던 베른 의과 대학을 1865년에 졸업한 그는 게오르크 앨버트 뤼케(Georg Albert Lücke, 1829~1894년), 테오도어 빌로트(Theodor Billroth, 1829~1894년), 랑겐베크 등에게서 외과를 배웠다. 그는 1872년 31세의 나이로 교수가 되는데 이 대담한 교수 임용은 대학 당국의 제청에 반해서 이루어진 사건이었다. 여기에는 당대 외과의 거장이었던 빌로트와 랑겐베크의 강력한 추천이 큰 작용을 했다. 코허는 이때 생긴 마음의 빚을 갚고자 했는지 대가가 된

다음에도 좋은 대우를 보장하는 다른 유명 대학의 초청을 모조리 뿌리치며 45년간 모교에서만 재직했다.

그의 업적 중 외과 수술과 관련된 것으로는 혀에 생긴 암의 전적술, 급성 골수염, 염전된 탈장에 관한 연구가 유명하며, 그 밖에도 탈장, 유문 전적술, 직장 절제술, 담낭 절제술, 창자막힘증, 남성 생식기 수술, 척추 손상 및 골절, 뇌전증의 수술적 치료 등의 업적을 남겼다. 그의 저서 『외과 수술의 이론(*Chirurgische Operationslehre*)』은 각국의 언어로 번역 출간되었고, 6판까지 인쇄되었는데 복부와 관절의 수술에 관한 내용을 주로 다루고 있었다. 또 갑상샘 비대증의 병인, 증상, 치료에 관해 기술한 『갑상샘 절제술과 그 경과에 대하여(*Ueber Kropfexstirpation und ihre Folgen*)』도 세계적인 명성을 얻었다.

코허가 외과 의사로서의 경력을 쌓기 시작할 무렵은 리스터의 무균 수술법이 발표되어 상처의 소독법이 확립된 외과의 전환기였다. 학창 시절에 어깨의 탈골을 원래대로 맞추는 새로운 방법을 혼자 생각해 낼 정도로 해부학에 정통했던 코허는 젊어서 군의들을 가르치면서 총상, 특히 구경이 작고 속도가 빠른 총알과 상처의 연관성에 관한 연구로 주목을 받기도 했다.

그는 "불필요한 위험을 무릅쓰면서 수술 시간을 단축해 기록을 세우려는 외과 의사들은 구경꾼들이 보기에는 흥미롭다. 그러나 구경꾼들조차 그런 의사에게 자신의 몸을 맡기려고 들지는 않는 법이다."라며 당시까지 이어졌던 빠르고 우악스런 수술보다 정확하고 안전한 수술을 지향했다. 그의 이러한 태도는 미국 외과의 원조가 된 윌리엄 홀스테드(William Halsted, 1852~1922년), 하비 쿠싱(Harvey Cushing, 1869~1939년)과 같은 후배에게 전해져 현대 외과에 또 하나의 새로운 흐름을 더했다. 그는 뛰어난 해부학 지식과 타고난 성실함을 무기로, 아무리 작고 복잡한 혈관이라도 끝까지 찾아내 묶어 지혈시키는 갑상샘 수술법을 확립했다.

바다가 없는 스위스에는 아이오딘 부족에 따른 갑상샘 비대증 환자가 많았다. 자료에 따르면 여성의 약 40퍼센트가 갑상샘종을 가지고 있었다고 한다. 베른은 당시 세계 갑상샘 수술의 메카였다. 1912년까지 그는 5,000건에 이르는 갑상샘 수술을 집도했는데 수술로 인한 사망률을 종래의 18퍼센트에서 0.5퍼센트까지 낮추는 성과를 올렸다.

코허는 오로지 외과밖에 모르는 착실한 기독교 신자였다. 자나 깨나 수술에만 관심을 가졌던 그는 수많은 새로운 기구와 방법을 고안했다. 외과 의사로서는 처음으로 수술에 소독한 비단을 사용했으며, 이가 달려 있어서 한 번 물리면 잘 빠지지 않는 지혈 집게와 창자에 손상을 주지 않으면서 내장을 집을 수 있는 집게를 발명했다. (이 집게는 현재도 복부 수술에 사용되고 있다.) 그가 개발한 수술법은 더욱 다양한데 현재에도 팔꿈치 부위의 상완 골절 및 담낭 절제술의 절개법, 십이지장 부위 수술에 편리하도록 환자를 눕히는 자세 등에 그의 이름이 붙어 있다. 그는 1909년 갑상샘 연구로 노벨 생리·의학상을 받았다. 외과 의사로서는 처음이었다. 수상 3년 후 그는 자신이 몸담았던 베른 대학교 생물학 연구소에 노벨상 상금을 포함한 20만 스위스 프랑을 기부했다.

45장

처음으로 심장을 봉합한 의사

루트비히 렌

1896년 9월, 독일 프랑크푸르트에서 새벽에 순찰 중이던 경찰관이 공원 벤치 뒤에 쓰러져 있는 환자를 발견해 병원으로 옮겼다. 벤치에서 300미터 떨어진 곳에서는 흉기로 쓰인 칼이 발견되었는데 이는 환자가 칼에 찔리고 계속 움직였다는 증거이기도 했다. 환자는 의식이 없고 호흡이 곤란한 상태였는데 몹시 고통스러워했다. 앞가슴 부위 약간 왼쪽의 네 번째 갈비뼈 사이(의학 용어로는 제4늑간), 복장뼈에서 왼쪽으로 6~7센티미터 떨어진 부위에 1.5센티미터 정도 크기의 상처가 보였다.

당직 의사가 긴 막대 모양의 탐침을 밀어 넣어보았더니 상처의 깊이가 심장에까지 도달한 듯 느껴졌다. 그는 경관에게 환자가 소생할 가능성은 거의 없지만 혹시 의식을 회복하면 연락을 하겠다고 말해 주었다. 그러자 경관은 렌 교수님은 어디 계시는지를 물었다. 프랑크푸르트에서 가장 유명한 루트비히 렌(Ludwig Rehn, 1849~1930년)이라면 고칠 수 있을지도 모른다는 의미였다. 그렇지만 교수는 이틀 후 오후 7시나 되어서야 출장에서 돌아올 예정이었다.

렌은 전형적인 자수성가형 외과 의사로, 유명한 스승에게 배운 적도 없이 오로지 혼자 공부해서 갑상샘이나 식도 부위의 새로운 수술을 개척한 독일 외과의 선구자 중 한 사람이었다. 한마디로 대단한 재능과 담력을 갖춘 유능한 의사였던 그는 출장에서 돌아오자마자 환자를 진찰했다.

상처가 비교적 작았고 젊고 건강했던 덕분이었는지 환자는 그가 돌아올 때까지 살아 있었다. 환자는 맥박이 거의 만져지지 않았고 가슴막안(흉강내)에는 혈액이 가득 찬 채였다. 상처 자체에서 밖으로 피가 조금씩 배어나오고 있었지만, 대부분은 심장을 싸는 막인 심낭 내에 고여 있는 것을 알 수가 있었다. 렌은 칼이 심낭을 뚫었고 칼끝이 심장에 도달했으며, 환자가 이틀이나 버틴 것으로 보아 심장의 근육 자체는 그리 큰 손상을 입지 않았겠지만 상당량의 혈액이 심낭 속으로 흘러나오도록 만든 그런 상처일 것이라고 추측했다. 이를 내버려 두면 피가 자꾸 심낭으로 새어 나와 결국은 심장이 정지하게 되는 것이 일반적인 경과였고 심장에서 심낭으로, 또 가슴안으로 다량의 혈액이 새어 나와 폐를 밀어내기 시작하면 호흡이 정지할 가능성도 있었다. 결론적으로 환자에게 뭔가 처치를 하지 않으면 어떻게든 죽음에 이르는 것은 마찬가지였다.

렌은 1810년 나폴레옹의 주치의 라레가 가슴을 칼로 찔러 자살을 기도한 사람의 가슴안에 투관침을 꽂아 혈액을 빼는 수술을 했지만 결국 죽음을 며칠 늦추는 정도에 그쳤다는 사실을 알고 있었다. 또 1882년에는 단치히의 한 외과 의사가 산 토끼의 심장에 상처를 낸 후 봉합해도 생존했다는 논문을 발표했고, 1895년에는 로마에서 열린 국제 의학회에서 이탈리아의 심플리초 델 베키오(Simplicio Del Vecchio)라는 의사가 심장의 상처를 꿰맨 후에도 살아 있는 개를 보여준 일도 알고 있었기에 심장을 꿰매도 심장이 멈추지는 않을 것이라는 확신이 있었다. 그리고 이왕 할 거면 환자의 상태가 더 나빠지기 전에 한시라도 빨리 수술하는 것이 중요했다. 마음을 정한 렌은 진찰을 끝낸 10분 후에 수술을 시작했다.[1]

상태가 악화된 와중에도 환자는 전신 마취를 잘 견뎌냈다. 기록에 따르면 렌은 제4늑간에 14센티미터 정도의 절개를 넣은 후 5번 갈비뼈를 자르고 들어가 가슴막을 절개해 시야를 확보했다. 고여 있던 혈액이 흘러넘쳤고 외부 공기에 노출된 폐는 찌부러져 개방성 기흉이 생겼다. 렌이 심막을 열고 심장을 노출시키자 심장이 확장된 순간에 오른심실벽에 1.5센티미터의 상처가 보였다. 상처에서는 소량의 출혈이 지속되고 있었다.

렌은 심장이 확장되고 상처가 드러나는 순간을 노려 바늘을 떠야 했다. 지극히 짧은 순간이었을 테지만 렌은 충분한 경험과 배짱을 가진 유능한 외과 의사였다. 그는 심장의 상처가 드러나는 순간 깊게 바늘을 뜨고 다시 기다렸다가 다음 박동 때 실을 묶었다. 그렇게 세 바늘을 뜨자 출혈이 멎었고 그와 동시에 환자의 맥박이 강하게 뛰기 시작했다. 심장은 당시 대부분의 의사가 걱정했던 것과는 달리 바늘로 떠도 박동을 멈추지 않았던 것이었다.

렌은 심장을 꿰맨 후 심낭과 가슴안 내부를 씻어내고 차례로 상처 부위를 닫은 뒤 가슴안에 액체가 고이지 않도록 배액로를 만들어 주었다. 당시 흉부 수술은 수술도 수술이지만 가슴을 열면 당연히 동반되는 개방성 기흉 때문에 아무도 성패를 예단할 수가 없었다. 또 조지프 리스터의 방부법(防腐法)을 시행하더라도 아직 항생제가 없던 시절이었기 때문에 감염으로 인한 패혈증의 위험도 있었다. 이 환자의 경우는 수술 다음 날 의식을 회복했지만 열이 났고 발열이 2주일을 끌었다. 렌은 상처 속에 고인 액체가 열의 원인이라고 생각해 흉부 후벽에 액체가 빠져나올 수 있는 구멍을 만들어 이 문제를 해결했다. 호흡 곤란은 더 오래갔는데, 기흉이 자연적으로 낫는 데 시간이 걸렸기 때문이다.

1896년 9월 말 프랑크푸르트에서 열린 학회에서 렌이 이 수술에 관해 발표하자 이 소문은 전 세계로 퍼져 나갔다. 그러자 이때까지 비슷한 수술을 시도했던 의사들이 자신의 증례를 보고하기 시작했다. 그중에는 렌이 시도한 수술과 비슷한 증례도 있었으나 모두 수술 후 며칠 내에 사망했고 심낭을 봉합하고 생존한 증례가 하나 있었을 뿐이었다.

수술 후 1년이 지나서 렌은 베를린에서 열린 외과 학회에 환자와 같이 출석해 강연을 했다. 그는 완전히 건강을 회복한 환자를 참석자들에게 소개하면서 히포크라테스 이래 의사들이 믿어 왔던 "어떠한 경우라도 심장에 손을 대면 안 된다."라던 의학계의 오랜 전승을 이제는 잊을 때가 되었음을 보여 주었다.

46장

폐와 식도 수술의 길을 열다

요한 미클리츠

요한 미클리츠라데츠키(Johann Mikulicz-Radecki, 1850~1905년)는 폴란드 사람으로 알려져 있는데 정확히는 당시 오스트리아 제국의 영토였던 우크라이나의 체르니우치에서 태어났고, 독일 제국의 영토로 지금은 폴란드 땅인 슐레지엔에서 위암으로 사망했다.[1]

그는 어려서부터 피아노를 잘 쳤는데 부모가 의학 공부를 할 비용을 주지 않자 피아노 교습으로 돈을 벌어 공부를 했을 정도로 실력이 뛰어난 아마추어 피아니스트였다. 그는 음악가 요하네스 브람스(Johannes Brahms, 1833~1897년)와 친구 사이기도 했는데 의학계에 입문한 뒤로는 빈에서 당시 소화기 외과의 선구자였던 빌로트 밑에서 배웠다. 그 후 크라쿠프 대학교[2]와 쾨니히스베르크 대학교 외과 교수를 거쳐 1890년부터 브레슬라우 대학교로 옮긴 후 자신만의 제국을 쌓

아 올렸다.[3]

　브레슬라우에서 교수를 할 때 미클리츠의 병원에는 유럽 전역에서 환자가 몰려들었다.[4] 유럽에서 가장 수술을 잘하는 외과 의사였던 그는 외국에 초빙되어 수술을 하기도 했는데 러시아(현재는 우크라이나)의 카르코프에서는 수술할 때 길에 오가는 마차 바퀴 소리가 신경에 거슬린다는 미클리츠를 위해 그를 초빙한 환자의 보호자가 마차가 다니는 모든 도로에 높이 50센티미터 정도의 밀짚을 깔았다는 이야기가 전해질 만큼 특별한 대우를 받았던 당대의 명의였다.

　미클리츠는 밑에 있는 의사 중 행복한 사람이 한 명도 없었다고 전할 정도로 부하들을 무자비하게 지배한 독재자였다. 우선 그는 시간을 잘 지키지 않았는데 아침에는 출근이 1시간 30분 정도 늦는 것이 보통이었다고 한다. 자기 마음대로 출근을 했기 때문에 수술은 언제나 늦어졌지만, 조수들이나 학생들은 시간을 엄수하도록 지시했다고 한다. 그가 출근하면 건물 전층에 벨소리가 울렸을 정도로 그의 권위는 절대적인 것이었다. 그는 결코 큰소리를 내지 않았는데 그냥 작은 소리로 중얼거리기만 해도 조수들은 벌벌 떨었다. 그는 칭찬에 인색한 것으로도 유명했는데, 아랫사람들과 이야기하는 것을 싫어해서 용건이 있으면 서면으로 제출하도록 했기 때문에 보통 의사들은 감히 그에게 말을 걸지도 못했다고 한다.

　그래도 오스트리아 내에서는 다른 어떤 외과에서보다 배우는 게 많기 때문에, 즉 그의 밑에서 몇 년만 견뎌 내면 한 사람의 반듯한 의사가 될 수 있었기에 끊임없이 의사들이 모여들었고 다들 힘은

들었지만 참아 냈다. 엄청나게 에너지가 넘치고 쉬지 않고 일하는 그의 성격 덕분에 그의 수술 팀은 끊임없이 새로운 방법을 연구했고 관련된 모든 지식을 모아서 가장 좋은 방법을 고안해 냈다. 무균법의 예를 들자면 미클리츠는 모든 수술 팀 인원에게 흰 가운, 흰 바지, 그리고 고무 장갑을 끼도록 했으며 세계 최초로 수술용 면 마스크를 착용하는가 하면 수술 중에는 가능하면 불필요한 말을 하지 않도록 했는데 이런 시도는 당시로는 모두 획기적인 일이었다.

수술용 장갑을 제일 먼저 도입한 것도 미클리츠였는데 그는 먼저 손을 아무리 씻어도 피부를 무균 상태로 만들 수 없음을 실험으로 증명한 후에 비누, 알코올, 이염화수은 용액으로 차례로 손을 씻고 살균한 면장갑을 끼도록 했다. 장갑은 수시로 교환했는데 맨손으로 하는 것보다는 훨씬 청결을 유지할 수 있었다. 그의 병원에는 모든 의사의 이름이 적힌 게시판이 있었는데 손을 씻은 후에는 반드시 손톱 밑을 현미경으로 검사해서 그 결과를 각 의사의 이름 옆에 게시했다. 그는 후일 미국 여행 중에 홀스테드가 고무로 수술 장갑을 만들었다는 이야기를 듣고 자신도 고무 장갑으로 바꾸었는데 어쨌든 수술용 장갑을 사용한 것도 그가 처음이었다.

그런데 당시 식도 수술의 가장 큰 문제는 개방성 기흉을 일으키지 않고는 식도에 도달할 수가 없다는 사실이었다. 기흉이 일어나면 폐가 찌부러지고 그러면 호흡이 불가능해져서 환자가 사망하기 때문이었다.[5] 기흉 때문에 가슴안을 여는 것이 불가능하다 보니 수술이 불가능한 식도암이 많았다. 원래 소화기 외과 의사였던 미클리츠는 이게 안타까웠다. 그런데 이 어려운 문제를 해결한 것이 제자 페르디난트 자우어부르흐(Ferdinand Sauerbruch, 1875~1951년)였다. 미클리츠는 1903년 10월 자우어부르흐가 무급 조수로 지원하자 가슴을 열었을 때 폐가 허탈에 빠지는 것을 막을 방도를 찾아보라고 지시했고 그가 이 과제를 성공적으로 해결했던 것이다.

자우어부르흐는 폐와 똑같은 음압이 유지되는 장치를 만들어 그 속에서 흉부 수술을 하면 된다고 생각했다. 그래서 그는 음압을 발생시키는 상자 모양 장치를 개발, 그 속에서 동물 수술을 성공했다. 그와 미클리츠는 이 사실을 1904년 1월 25일 독일 외과 학회지에 보고했는데, 자우어부르흐가 스승으로부터 과제를 받은 지 약 5개월이 지난 시점이었다.

드디어 기흉을 예방할 방법을 알아낸 미클리츠는 대규모 예산을 투입해서 의사가 같이 들어가 수술을 할 수 있는 큰 음압 병실을 만들고 수술을 하기 시작했다. 첫 환자는 장치가 제대로 작동하지 않아 기흉으로 사망했지만, 1904년 여름이 가기 전에 한 여성 환자에서 복장뼈 후방의 종양을 무사히 절제하는 데에 성공했다. 아마도 이것이 가슴안을 열었는데 기흉이 생기지 않고 무사히 수술을 하고 나아서 퇴원한 첫 증례였다. 드디어 폐와 식도에 대한 외과적 접근이 가능해진 것이었다.[6]

47장

"이건 마치 하느님의 작품 같군!"

비비안 토머스

할아버지가 노예였던 비비안 토머스(Vivien Thomas, 1910~1985년)는 의사가 되려던 꿈을 포기하고 생계를 위해 밴더빌트 대학교의 외과 의사 알프레드 블래록(Alfred Blalock, 1899~1964년)의 실험 조수가 된 흑인이었다. 그는, 인종 차별이 엄존하던 1941년 블래록이 존스 홉킨스 의과 대학 병원의 외과 책임자로 초빙되었을 때 흑인인 토머스를 실험 조수로 데리고 가게 해 달라는 조건을 달았을 정도로, 블래록이 혈관 및 심장 외과 분야에서 우수한 연구 업적을 내는 데 누구보다도 크게 기여한 동료였다. 특히 그의 수술 솜씨는 정평이 나 있었는데, 개의 큰 혈관들을 이어붙인 흔적을 살피던 블래록이 "비비안, 이건 마치 하느님의 작품 같군!(Something The Lord Made!)"이라며 감탄했다는 이야기는 유명하다. 한편으로 병원에서 일하는 흑인이 경비직밖에 없던

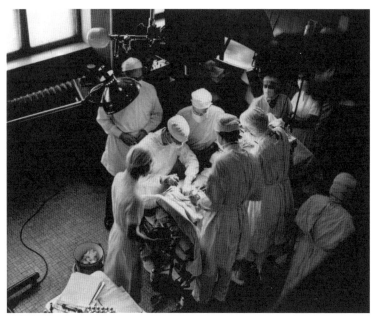

팔로4징증 수술 당시의 사진. 수술을 집도 중인 블래록(가운데)의 등 뒤에 서 있는 사람이 토머스이다.

시절, 흑인이 외과 실험실 기사로 일하게 되었다는 소식에 존스 홉킨스의 많은 직원이 분노했다고 한다.

34년간이나 돈독한 관계를 유지했던 블래록과 토머스가 일생을 통틀어 이룬 가장 큰 업적은 세계 최초로 선천성 심장병 수술법을 고안한 것이었다. 1943년 블래록이 소아과 의사 헬렌 타우시그(Helen Taussig, 1898~1986년)로부터 치명적인 선천성 심장 기형인 '팔로4징증'[1]을 치료할 수 있는 방법을 고안해 달라는 의뢰를 받아 토머스에게 임무를 맡겼고, 토머스는 개를 대상으로 100번도 넘는 연습 끝에 인간의 심장 기형과 동일한 상태를 만든 후 그 증상을 완화시키는 새로운 수술법을 완성했다.

　'팔로4징증'의 첫 수술은 1944년 11월 29일에 시행되었다. 환자는 에일린 색슨(Eileen Saxon, 1943~1945년)이라는 18개월 된 아기였는데 블래록의 요청으로 수술에 입회한 토머스는 블래록의 어깨너머로 수술 방법을 일러 주었다. 그 전까지 블래록은 개의 수술을 딱 한 번 해 보았을 뿐이었으므로 만약 토머스가 옆에 없었다면 성공을 장담하기 어려웠을 터였다. 더구나 수술에 쓰인 기구나 봉합용 바늘은 대부분 토머스가 동물 실험을 거쳐 개발한 것이었다. 첫 수술에 이어서 11세 된 소녀와 6세 된 소년의 수술에도 성공한 블래록 팀은, 이 사실을 《미국 의사 협회 저널(*Journal of the American Medical Association, JAMA*)》 1945년 5월호에 보고했다. 결과적으로 수십만 명의 선천성 심장병 아기들을 살려 내게 되는 이 획기적인 수술법은 '블래록-타우시그 수술'로 불리며 세계에 널리 알려졌다. 그러나 실제로 이 수술법 확립에 가장 큰 공헌을 한 흑인 실험 기사의 이름은 어떤 언론에서도 언급되지 않았다.

　1940년대에 존스 홉킨스에서 연수를 받은 젊은 외과 의사에게 토머스는 전설적인 존재였으며, 효율적이고 유능하게 수술을 하는 외과 의사의 모델이었다. 수입이 적어서 때때로 블래록의 파티에서 바텐더로 일하기도 했던 토머스는 블래록이 대학 당국과 협상해 준 덕분에 1946년에는 병원에서 가장 많은 급료를 받는 기사가 되었는데 흑인으로서는 엄청난 금액이었다고 한다.

　토머스는 1964년 블래록이 65세로 생을 마감한 후에도 15년 동안 홉킨스의 '외과 연구실장'으로 근무했다. 미국을 주도하는 외과 의사가 된 그의 제자들은 1968년에 알프레드 블래록 사이언스 빌딩 로비의 블래록 초상화 옆에 토머스의 초상화를 걸어 그를 기렸다. 1976년에는 존스 홉킨스 대학교가 그를 외과의 강사로 임명하면서 (규정 때문에 의학 박사를 주지는 못했지만) 명예 법학 박사 학위를 수여했다. 드디어 동료와 후배들이 그를 '닥터'라고 부를 수 있게 되었다. 제자들의 표현대로 비비안 토머스는 "업적이 제대로 알려지지 않은 가장 위대한 흑인 중의 한 명"이었다. 그는 1985년 췌장암으로 사망했다.

48장

전쟁의 상처를 보듬어 준 의사

성형 외과의 선구자들

주름살을 없애거나 코의 모양을 고치는 수술을 주로 하는 미용 의사는 중세 인도나 유럽에도 기록으로 존재하지만, 20세기 초에 들어서서 그 수가 조금씩 늘어나기 시작했다. 코 수술은 특히 수요가 많았는데 그 이유는 매독의 후유증으로 생기는 낮은 코 때문이었다. 페니실린이 널리 사용되기 시작한 1943년 이전까지 매독은 일종의 불치병으로 여겨졌으며, 매독 환자의 코가 납작하다는 것은 세간의 상식이었다. 그러므로 매독 환자들은 취직은 물론 일상 생활에서도 따돌림을 당해 사회적, 경제적으로 어려움을 겪었고 그 때문에 코를 높이는 일이 절실했다. 당시 의사들은 여러 수법을 동원했지만 대부분 실패로 끝났다.[1]

성형 외과가 미용뿐이 아닌 턱과 얼굴의 재건을 전문으로 하는 외과로 거듭나게 되는 계기는 제1차 세계 대전이었다. 철모를 쓴 채 참호에서 얼굴만 내놓고 싸우는 새로운 전쟁 방식이 얼굴과 턱에 부상을 입는 병사를 양산했기 때문이다. 이즈음 얼굴에 손상을 입은 병사들을 치료하는 전문 병원을 만들고 새로운 성형 외과의 개념을 확립한 인물이 해럴드 길리스(Harold Gillies, 1882~1960년)였다.

'성형 외과의 아버지'로 불리는 길리스는 뉴질랜드 출신으로 영국 케임브리지 대학교 의과 대학을 졸업한, 원래 이비인후과를 전공한 의사였다. 학창 시절 케임브리지를 대표해서 옥스퍼드와의 조정 시합에 출전하기도 했던 그는 제1차 세계 대전이 발발하자 군의관으로 프랑스 전선에 파견되었다. 그는 거기서 안면에 손상을 입은 병사들을 보고 이런 환자들을 전문으로 치료하는 병원의 필요성을 상부에 건의해 허가를 받는데 그것이 켄트 주 시드컵에 설립된 퀸스 병원이었다.[2]

길리스는 스스로 수술이나 치료 방법을 생각해 내야 했다. 그는 자신이 구할 수 있었던 모든 교과서와 논문을 참조해 3년 동안 안면 성형 수술을 연구했는데 수술을 그림으로 정확하게 묘사하기 위해 미술 학교까지 다녔다. 후일 그가 남긴 교과서에 나오는 수술에 관한 그림은 후배들에게 큰 도움이 되었다. 그는 퀸스 병원에 새로운 안면 성형 전문 병동이 창설되자 병원의 운영을 담당하며 많은 환자를 수술로 치료했다.

그의 업적 중 가장 유명한 것이 윌리엄 스프레클리(William Spreckley)라는 환자의 코를 만들어 준 일이었다. 당시까지는 코를 만든다고 해도 미간에서 피부만을 오려 내 아래쪽으로 돌려 붙이는 것이 고작이었지만, 길리스는 스프레클리 중위에게 제대로 된 코를 만들어 주기 위해 갈비뼈 연골을 떼어 내 코 모양으로 깎아 이마에 심은 후 수 주일 후 조직이 잘 살아 있는 것을 확인하고, 연골을 포함한 미간의 피부 전체를 코가 있었던 부분에 붙였다.[3]

길리스는 여러 가지 새로운 아이디어를 총동원해 환자들을 고쳤다. 안면 성형에는 없어진 얼굴 피부를 이식하는 것이 중요한데 그는 다리 피부를 팔에다 연결한 후 몇 주가 지나서 혈관이 잘 통하고 건강하게 생착되면 이걸 다시 얼굴에 옮겨 붙이는 수법도 개발했다. 때로는 배에서 피부를 떼어 가슴으로 돌려 붙이고 나중에 이걸 얼굴에 이식하기도 했다. 그는 이 방법을 '월칭 페디클(Waltzing Pedicle)'이라고 불렀는데 여기저기 떠돌아다니는 피부 조각이라는 뜻이었다.

언제나 마지막에 완성될 환자의 얼굴 모양만을 생각했다는 그는 퀸스 병원에서 1만 1000건이 넘는 수술을 집도했는데 그중 50명만이 사망했다. 항생제가 없던 당시의 수술 성적으로는 놀라운 것이었다. 1920년에 그가 쓴 『얼굴의 성형 수술(Plastic Surgery of the Face)』이라는 책은 세계적으로 인정받는 표준 교과서가 되었으며, 그는 성형외과 발전에 기여한 공로로 기사 작위를 받았고 개업을 해서 엄청나게 많은 돈을 벌었다.

제1차 세계 대전에서 활약한 길리스 이후 제2차 세계 대전 당시에 성형 외과의 발전을 주도한 인물은 역시 뉴질랜드 출신인 길리스의 사촌 아치볼드 맥킨도(Archibald McIndoe, 1900~1960년)였다. 그는 미국의 메이요 클리닉에서 근무하다 영국으로 온 복부 외과 전공 의사였다.[4] 맥킨도는 처음에는 성형 외과에 필요한 수술법을 길리스에게 배웠지만, 열심히 노력한 결과 곧 스승을 능가하게 되었다고 한다. 그는 손도 투박하고 손가락도 짧았지만 이식할 피부를 메스로 단숨에 오려내면 그 모양이나 크기가 옮겨 붙일 부분과 그림처럼 꼭 맞아떨어졌다는 전설적인 외과 의사였다. 제2차 세계 대전이 발발하자 그들은 공군 조종사를 주로 치료하게 되었는데 당시 영국 전투기는 조종석과 엔진 사이에 연료 탱크가 있어서 엔진에 불이 붙으면 조종사들이 화상을 입기가 일쑤였다. 이 때문에 그는 주로 화상 치료 방법을 개발하고 확립하는 데 많은 업적을 남겼다.

길리스가 성형 외과의 선구자라고 한다면 맥킨도는 그의 뒤를 이은 차세대 리더라고 할 수 있었다. 재건 외과라는 용어를 처음 사용한 것도 맥킨도였다.[5] 제2차 세계 대전이 일어났을 때 영국에는 제대로 훈련을 받은 성형 외과 의사가 4명밖에 없었기 때문에 맥킨도는 길리스가 했던 것처럼 새로운 성형 외과 병원을 만들고 의사들을 속성으로 교육하면서 환자들을 돌보았다. 그는 여기서 4,000여 명을 치료했는데 수술뿐만 아니라 환자들의 처우와 보급의 개선을 위해서도 애썼다.

길리스는 1946년에 생긴 영국 성형 외과 학회의 초대 회장이 되었고 1955년 세계 학회가 생겼을 때에 초대 회장으로 추대되었다. 조금 다른 이야기이긴 하지만 길리스는 최초로 인조 남성 성기를 만들어 붙이는 성전환 수술을 성공시킨 인물이기도 하다. 원래 이비인후과, 외과, 치과 출신의 의사들을 중심으로 얼굴과 턱의 장애를 복원시키기 위해 시작된 성형 외과는 점차 미용 외과로 외연을 넓혀 가며 오늘날에 이르고 있다.

49장 **혈액형의 발견**
카를 란트슈타이너

혈액을 열의 상징으로 여겼던 옛 서양 의학은 열병 환자의 피를 뽑으면 열이 내린다고 생각했다. 혈관을 칼로 잘라 피를 흘리는 방혈 치료법이 19세기까지 성행했던 것은 이런 이유에서였다. 방혈과는 반대로 혈관 속에 피를 넣는 수혈은 17세기에 영국의 윌리엄 하비가 혈액량이 한정되어 있으며 순환하고 있다는 사실을 밝힌 뒤에 생긴 개념이었다.

최초의 수혈은 1665년 영국의 의사 리처드 로어가 행했다. 그는 개의 피를 다른 개에게 옮기는 실험을 했는데, 2년 후인 1667년에는 프랑스의 장밥티스트 드니가 사람에게 양의 피를 수혈하는 실험에 처음으로 성공했다. 우연히도 무사했던 이 실험 이후, 도처에서 성행한 수혈 치료로 수많은 사람이 부작용을 겪었다. 현대 의학 용어로 말하자면, 혈액형이 다른 혈액의 수혈로 황달, 쇼크, 혈색소 뇨증 등의 증상을 보이는 사망자가 속출했다.

왜 어떤 수혈은 괜찮고 어떤 수혈은 부작용을 일으키는지에 관한 의문은 20세기 초에 가서야 해결되었다. 빈 출신의 의사 카를 란트슈타이너(Karl Landsteiner, 1868~1943년)가 1901년 인간의 혈액형이 응집하는 성질에 따라 세 가지로 구분된다는 사실을 밝혀냈던 것이다. (이듬해 다른 연구자가 또 한 가지 혈액형을 추가했다.) 바로 현재의 ABO식 혈액형이었다.

그러나 그의 논문이 독일어로 되어 있었던 이유도 있었지만, 이 발견의 중요성을 인류가 깨닫기까지는 10년도 넘는 시간이 필요했다. 학자들이 '논문이 나온 후 가장 늦게 세상에 알려진 연구'로 란트슈타이너의 혈액형 발견을 꼽을 정도이다. (반대로 '논문이 나오고 가장 빨리 세상에 알려진 연구'로는 뢴트겐의 엑스선 발견을 꼽는다.)

1922년에 미국의 록펠러 의학 연구소로 옮긴 란트슈타이너는 그때까지 Ⅰ, Ⅱ, Ⅲ, Ⅳ, 또는 A, B, C 등으로 나라에 따라 다르게 표기하던 혈액형을 A, B, AB, O로 통일하자고 주장했고, 이 명명법은 그 후 수년에 걸쳐 세계적으로 정착되었다. 그가 1940년에 (다른 연구자들과 함께) Rh 혈액형을 발견함으로써 혈액형 차이에 따르는 수혈의 부작용 문제가 완전히 해결되었다. 혈액형의 발견으로 의사들은 다시 수혈을 시도하기 시작했다. 200년간 돌팔이 치료법으로 금기시되었던 수혈이 드디어 사람의 생명을 구하는 유용한 수단으로 바뀌게 된 것이다.

내성적이며 실험밖에 모르던 란트슈타이너는 1930년 노벨 생리·의학상을 받았다. 최후까지 연구 현장에 있기를 원하던 그는 75세를 막 넘긴 1943년 6월 24일, 실험실에서 손에 실험용 피펫을 쥔 채 쓰러져 이틀 후 세상을 떠났다.

4부
위대한
의료

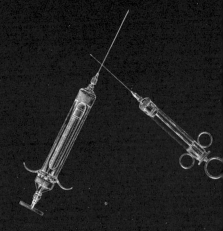

1796년 7월 1일에는 천연두에 걸린 환자의 수포에서 내용물을 채취,
소년의 팔에 피하 투여하고 경과를 관찰했다. 소년에게 천연두 증상이
나타나지 않는 것을 확인한 제너는 수개월에 걸쳐 천연두 환자들의
분비물이나 화농 물질을 반복적으로 소년에게 투여했고, 아무리 투여해도
천연두에 걸리지 않는 것을 확인할 수 있었다. 최초의 과학적인 종두법
실험이었다. — 「최초의 종두법 실험」에서

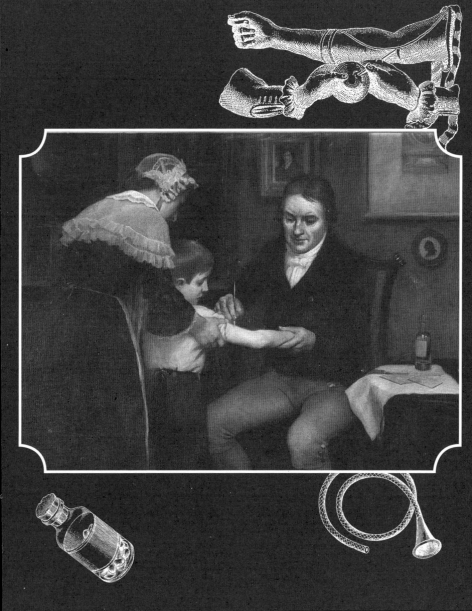

50장

왕족만 볼 수 있었던 의사

고대 메소포타미아 문명의 의료

메소포타미아 문명 연구의 주요 수단인 쐐기 문자 점토판은 당시 의학에 관해서도 새로운 사실들을 알려 주고 있다. 예를 들면 1849년 니네베에서 발견된 아시리아 왕국의 도서관 유적에서는 3만 개가 넘는 점토판이 발견되었는데 그중 800여 개가 의학 관련이었다. 지금의 바빌로니아 의학에 관한 지식은 대부분 여기를 비롯해 바빌론, 마리[1] 등지의 폐허에서 발굴된 점토판에서 밝혀진 것이다.

　　간, 눈, 호흡기, 열병, 임질, 야맹증, 가운데귀염, 콩팥 결석, 뇌졸중, 옴 등에 대한 기록에서 알 수 있듯 바빌로니아에는 상당한 경험적 의학 지식이 축적되어 있었다. 하수도나 수세식 화장실 등으로 보아 위생 상태가 좋았던 것으로 추측되며, 한센병 환자를 격리하는 등 전염병의 개념과 '6일을 일하고 하루를 쉬는' 1주일 개념도 이곳에서

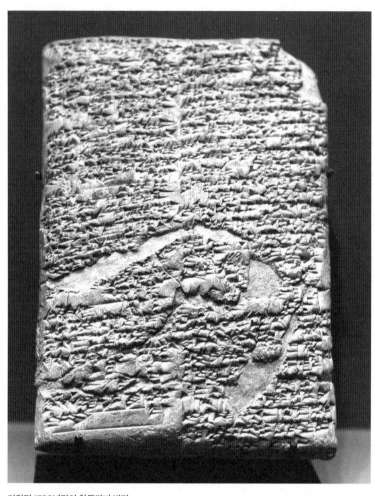

기원전 1780년경의 함무라비 법전.

유래했다고 한다.

한편 함무라비 법전은 수메르 법전에 그 뿌리를 두고 기원전 2250년경에 만들어진 세계에서 가장 오래된 법전인데, 여기에는 "종기를 째고 눈이 나오면 은화 10세켈을 받고 환자가 노예일 경우는 그 주인으로부터 2세켈을 받는다. 그러나 눈 수술을 하다 환자를 죽이거나 눈이 멀게 하면 의사의 두 손을 자른다."라는 문장이 들어 있다. 당시 숙련 기술자의 하루 일당이 50분의 1세켈이었다고 하므로 메소포타미아의 의료 수가가 매우 높은 편이었음을 짐작케 하는 이 부분은 의료 과실에 관한 배상 및 처벌 규정으로는 역사상 최초의 것으로 유명하다.

그런데 그리스의 역사가 헤로도토스(Herodotus, 기원전 484~425년)는 바빌로니아에는 의사가 없어서 메소포타미아 인은 환자가 생기면 시장에 데리고 간다는 기록을 남겼다. 환자를 보고도 병에 관해 물어보지 않고 그냥 지나치면 벌을 받는다는 규칙이 있어서, 행인 중에 이전에 비슷한 증상의 병을 앓은 적이 있는 사람이 장터에 나온 환자에게 낫는 방법을 가르쳐 주었다는 것이다.

학자들은 이것을 당시의 의사와 의학이 왕을 비롯한 상류층을 위해서만 존재했기 때문에 서민들에게는 의사가 없는 것이나 마찬가지였다고 해석한다. 그 근거로는 발굴된 의학 관련 점토판 대부분이 왕의 병을 기술할 뿐이라는 점, 귀족, 서민, 노예의 세 계급으로 이루어진 당시 사회에서 의사, 마법사, 점쟁이, 외과 의사가 모두 귀족에 속했다는 점이 있다. 함무라비 법전의 가혹한 의료 과실 처벌 규정이 귀족이 아닌 민간인의 무분별한 의료 행위를 금지하려는 의도로 제정된 것이라는 해석도 이러한 가설의 연장선상에 있다.

51장

'검은 땅'의 마술

고대 이집트 의학

이집트 의학뿐 아니라 역사 시대의 전 문명을 통틀어 최초의 의사로 여겨지는 임호텝(Imhotep)은 유니버설 영화사가 만든 영화 「미라(The Mummy)」로 우리에게 알려져 있다. 이 영화에서 악당의 두목으로 나오는 그는 실제로는 기원전 2600년경 이집트의 대신으로 최초의 피라미드를 건설한 건축가이기도 했다.[1] 시인이며 정치가이자 의사였던 그의 이름은 '평화롭게 걷는 사람'을 뜻했다고 하며 사후에는 학문과 의술의 신으로 숭상되었다. 그는 환자를 성전에서 재우면 초자연적 힘이 병을 고친다는 신전 수면 요법을 주로 시행했는데, 의학사에서는 이것을 최초의 체계적 의학이라고 본다. 즉 경험 법칙으로 병을 고치기 시작한 최초의 의료라는 것이다.

이집트 의학은 몇 가지 의학 파피루스(기원전 2000년경부터 기원전

1500년경까지 만들어진 것으로 추정된다.)를 통해 알려져 있는데, 여기에 따르면 이집트에서는 사제가 의사의 역할을 했다. 이들은 심장이 생명의 중심, 항문은 질병의 중심이 되는 기관이라고 여겨 주로 주문과 기도로 환자를 치료했다. 또한 대부분의 질병이 기생충 침입으로 생긴다고 생각해 장을 정기적으로 세척했고, 병이 나면 지사제를 먹였다. 이런 이집트식 치료는 중세 이후의 서양 의학에까지 이어지게 된다. 그들은 500가지 이상의 물질을 사용해 조제하는 876종의 처방을 남길 정도로 약물 치료에 관심이 있었으며, 종교적 이유에서 청결을 강조했고, 독특한 장례 풍습을 따르며 수많은 미라를 만들었으나, 해부학적 지식은 빈약했다.[2] 모든 물질은 땅, 물, 불, 공기 네 가지로 이루어진다는 4원소설을 발전시킨 것도 이집트 의사들이었다.

한편, 히포크라테스 이전의 그리스 의학이 이집트의 영향을 많이 받았다는 것은 히포크라테스 선서의 내용이 고대 이집트 의사의 윤리 개념과 비슷한 점이 많은 것으로도 추측할 수 있다. 그리스의 과학 사상이 이집트 영향을 받았다는 사실은 언어학적으로도 증명할 수 있는데, 일례로 오늘날 화학(chemistry)의 어원이 된 그리스 어 '케미아'는 원래 나일 강 유역의 기름진 땅에 빗대어 고대 이집트 인이 자신들을 부르던 이름 '케메트(검은 땅)'에서 온 말이었다. 그리스 인들이 과학을 '흑기술'이라고 부를 정도로 고대에는 이집트 문화가 앞서 있었으나, 세월이 흐르면서 이집트는 정체 또는 퇴보를 계속했고 알렉산드리아 시대에 이르러서는 이집트 의사가 그리스 의학교에 유학을 올 정도가 되었다.

52장

훌륭한 의사의 조건이란─고대 편

문명 여명기의 의사들

외과적 처치를 받아야 할 환자는 전쟁이나 사고가 있었을 원시 시대에도 분명 존재했지만, 거의 모든 시체의 해부, 제왕 절개, 사지 절단술 등은 오직 종교적, 주술적 이유로 시행되었으므로 해부학적 지식이나 실질적인 외과 치료 기술의 축적은 이루어지지 않았다. 특수한 원시 의료의 예로 우간다 부족들의 제왕 절개술을 들 수 있는데, 그들의 기술은 산모와 신생아 모두 건강한 상태를 유지할 정도로 탁월했다고 한다. 그러나 이 경우에도 외과 기술이 일정 수준 발달한 사회에서 같이 향상되는 사지 절단술은 발전이 없는 상태였다. 원시 의료에서 외과 수술이 시행되었음을 보여 주는 또 하나의 예인 머리뼈를 뚫는 천두술은 세계 곳곳에서 다양하게 이루어졌으며, 이 수술로 생긴 구멍의 크기가 13×10센티미터에 이르는 예도 있다. 구멍을 여러 개

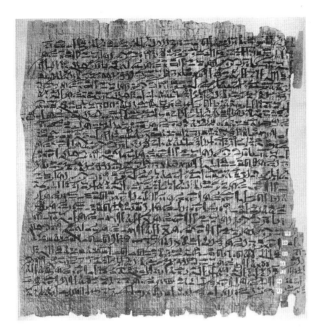

에드윈 스미스 파피루스의 모습.

뚫은 머리뼈도 있으며 어른보다는 어린이나 청년에 시술한 경우가 많다고 한다. 동그랗게 떨어져 나온 머리뼈 조각은 건강을 지키는 부적으로 쓰였던 것으로 추측된다.

기원전 1600년경의 에드윈 스미스 파피루스[1]는 이집트 의학에 관한 가장 유익한 자료 중의 하나다. 진단법, 진찰법, 증례 진단과 예후, 치료법의 순서로 기술된 이 파피루스는 주로 머리뼈 손상에 관련된 48개 증례로 이루어져 있으며 흉부에서 끝나 있는데 수술에 관해서는 최소한의 기록밖에 없다. 즉 창상 치료, 봉합, 부목 등에 대한 서술은 있으나 수술용 칼이나 천두술에 관한 기록은 없다. 이집트 의사들은 내과와 외과가 구분되어 있었으나 구분이 애매했으며 신전에서 의학 공부를 했고 평생 승려로 살아야 했다. 이들은 신선한 고기 덩어리, 지방, 꿀로 소독을 했는데 해부학 지식은 부족해도 군진 의학적 지식은 상당한 수준이었다. 당시에는 회복이 불가능한 환자에 대한 진료 거부가 가능했음을 알려 주는 내용도 있는데 무리한 치료로 환자가 사망할 경우 의사를 사형에 처했다고 한다.

　인도는 고대 문명 중에서도 외과가 특히 발전했던 것으로 알려져 있다. 기원전 6세기의 인물인 수슈루타(Sushruta, 기원전 600년~?)는 제자에게 시체 해부를 권장했고, 호박, 수박, 오이 등을 사용해 절개법을 가르쳤다. 또 외과 의사는 양손을 써서 위아래 양방향으로 절개가 가능해야 하며 체내에서 이물질을 꺼내는 절개와 적출에 관한 연습은 씨 있는 과일, 물을 채운 주머니나 동물의 방광, 혹은 물이나 진흙을 채운 가죽 주머니를 사용해 연습하기를 권했다. 절개창은 깨와 꿀을 사용해 소독했고 복부 창상도 치료할 수 있었는데 개미의 턱을 이용해 창자를 봉합한 후 창자를 꿀과 버터로 적셔 배막안에 넣어 주고 봉합했다. 지혈을 위해서는 혈관을 불에 달군 인두로 지지는 지짐법을 사용했고 부식 연고를 이용한 화학 외과술도 시행했으며 포도주와 최면술로 마취를 했다.

　그리스 의학의 중심적 역할을 한 히포크라테스의 업적을 집대성한 『히포크라테스 전집(*Corpus Hippocraticum*)』은 기원전 3세기 알렉산드리아에서 편집된 50~70권에 달하는 의학 전집으로, 기원전 480년과 380년 사이에 여러 사람의 손으로 쓰인 책이다. 히포크라테스는 자연에 스스로 낫는 힘이 있다고 하며 식이 요법 치료를 주로 권장했고, 축농증의 절개술이나 천두술 등과 같은 외과적 수술은 최후의 보조 수단이라고 생각했다. 히포크라테스 전집에서 운동과 외과를 다루었던 책 중에는 『골절』, 의학서로서는 드물게 그림이 첨부되어 있는 『관절』, 이들을 간략하게 합쳐 놓은 『정복술의 기구들』 등이 남아 있다. 전쟁과 관련된 외과 책으로는 『두부 손상』이 있으며 그 밖에도 『치질』, 『치루』, 또 스케치가 포함된 『외과』라는 저술도 있다. 그러나 히포크라테스 시대에 외과나 해부학 분야는 큰 발전이 없었다.

기원전 3세기에 그리스 의학의 중심은 알렉산드리아로 옮겨 갔는데 에우클레이데스(Euclid, 기원전 300년~?)나 아르키메데스(Archimedes, 기원전 287~212년) 같은 학자에 의해 수학과 실용 기술이 발전했던 초기 알렉산드리아 시대에는 인체 해부가 허용되어 외과학이 발달, 내과와 분리되기 시작했다.[2] 이 시기에 활약한 헤로필로스(Herophilos, 기원전 335~280년)는 "가장 훌륭한 의사는 가능한 것과 불가능한 것을 구별할 줄 아는 자이다."라는 말을 남겼으며, 눈, 혈관, 뇌, 생식 기관에 관한 해부학적 업적이 뛰어나 전립샘이나 십이지장의 역사상 최초 명명자로 알려져 있다. 감각 신경과 운동 신경을 구분해 서술하는 등 뇌, 소뇌, 혈관의 해부에 업적을 남긴 에라시스트라토스(Erasistratos, 기원전 335~280년)는 뱃속의 고름을 빼기 위해서, 혹은 병든 간에 약을 발라 주기 위해 복부 절개를 시행했다고 한다. 알렉산드리아의 외과 의사들은 탈장 수술이나 기관 절개를 시행한 것으로도 알려져 있다.

53장

이발사가
의사를 하던 시절

중세 유럽의 외과 차별

의학 교육을 대학교가 담당하게 된 중세 중기의 유럽에서는 내과가 외과보다 우월한 학문이라는 관념이 형성되었다. 내과 의사들은 자신들이 독서와 사색을 하며 질병의 원리를 탐구하는 고상한 일에 종사한다고 생각했다. 의과 대학 교수나 왕실 주치의도 대개는 내과 의사 차지였으므로 의료의 주도권은 자연히 그들의 수중에 들어가게 되었다. 그들이 보기에 천박하게도 머리 대신 직접 손을 써서 일을 하는 외과 의사들은 단순한 기술자에 불과할 뿐, 지성을 갖춘 교양인이 아니었다.

그러나 파리의 성 고스마와 성 다미아노 형제회처럼 성직자 겸 외과 의사들이 세운 학교에서 정규 과정을 수료한 소수의 엘리트 외과 의사들은 상당 기간 나름의 영역을 확보하고 있었다. 이들은 귀

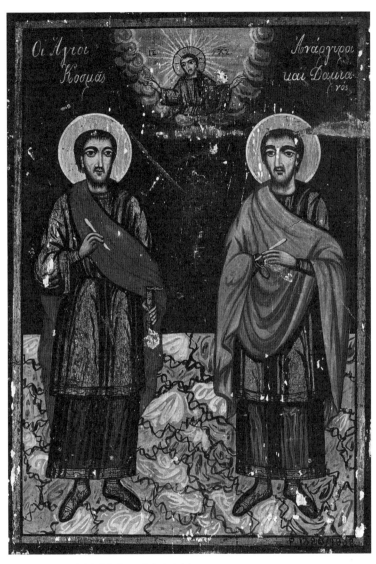

외과 의사의 수호 성인이었던 성 고스마와 성 다미아노.

족이나 부자를 상대로 외상, 골절, 탈구 등의 처치를 시행했으며 틈만 나면 자신들도 내과 의사와 같은 대접을 받을 자격이 있다면서 파리 대학교에 외과를 가르치는 단과 대학을 설립해 달라고 청원하곤 했다.

내과 의사들은 외과 의사들 중 일부를 특별히 성직자 대접을 받을 수 있는 대학교의 학자 또는 학생으로 받아들여 함께 해부학과 외과를 강의할 수 있게 허락함으로써 외과의 단과 대학 설립을 저지했다.[1] 그리고 뒤로는 이발사들을 부추겨 해부학이나 외과학을 몰래 가르치기 시작했다. 1491년 외과 의사들이 내과의 이러한 행태에 대해 공식적으로 항의하자 대학교 측은 일단 사과한 다음, 2년 후에 소규모 외과적 처치에 관해서는 내과 의사가 이발사를 가르칠 수 있다는 새로운 규칙을 공표했다. 이 규칙을 근거로 내과 의사가 이발사들을 가르칠 수 있게 되었고 결과적으로 내과에 종속된 이발 외과의 집단이 형성되기에 이르렀으니 결국 외과 의사들의 공식 항의는 부작용만 낳은 셈이었다.[2] 정규 교육을 받은 외과 의사들은 내과의 이런 행위에 대해 강력히 반발하면서 이발사들을 교육하고 면허를 주는 일은 자신들의 권리라고 주장했으나, 파리 대학교를 중심으로 하는 내과 의사들의 세력을 극복하기에는 역부족이었다.[3]

1515년 외과 의사들이 다시 한번 파리 대학교에 단과 대학을 만들어 줄 것을 청원하자, 내과 의사들은 지식이 아닌 기능을 중시하는 외과에는 고등 교육이 필요치 않다고 결정하고 이를 거절하면서 정규 교육 과목에서 외과학을 제외해 버렸다. 상류 계층의 의료를 주도하는 대학교의 의사 양성에는 철학과 같은 교양 과목과 근본적인 의학 이론을 강조할 필요가 있으며, 외과와 같이 단순하고 기능적인 일은 일반 민중의 의료를 담당하는 이발 외과 의사에게 맡기면 충분하다는 것이 그 이유였다. 그러자 점차 이를 본받는 대학교가 늘어났고, 이후 외과는 대학교에서 가르치지 않으며 대학교를 졸업한 제대로 된 의사는 외과를 하지 않는다는 미묘한 차별적 전통이 확립되기 시작했다. 따라서 피를 뽑거나 상처를 꿰매거나 고름을 짜는 외과적 치료는 이발 외과 의사들이 담당하는 천한 일이라는 인식이 굳어져 갔다.[4]

외과가 내과보다 열등한 학문이라는 관념은 이후 수백 년 동안 이어졌다. 외과 의사들은 일부에게나마 허가되었던 성직자 대우를 못 받게 되었고 이발사들에게 학위를 수여하는 (200년 이상 누려 왔던) 권리도 빼앗기게 되었다. 심지어는 교황의 명령으로 외과 의사가 대중에게 외과학을 강의하는 것이 금지되었고 수술의 적응증부터 구체적인 과정까지 내과의 간섭을 받아야 했으며 만약 외과 의사가 내과적 처방을 하면 재판을 걸어서 다액의 벌금을 물렸다.[5]

내과와 외과의 차별이 없어지는 데는 많은 세월이 필요했다. 1655년에 프랑스 이발 외과의와 외과의의 단체가 통합되고 1686년 루이 14세(Louis XIV, 1638~1715년)의 항문 샛길 수술이 성공한 이후, 18세기 초 파리 대학교에서 외과를 다시 정식 교과목으로 채택함으로써 근대적인 외과가 시작되고 외과가 천한 직업이라는 인식은 점차 사라지게 되었다.

54장 '왕의 법'을 따라

제왕 절개

자연적 산도를 통하지 않고 모체를 절개한 후 태아를 꺼내는 제왕 절개술을 영어로는 'cesarean section'이라고 쓴다. 이를 직역하면 '카이사르의 절개'가 되는 탓에 세간에는 로마의 가이우스 율리우스 카이사르(Gaius Julius Caesar, 기원전 100~44년)가 이 방식으로 출생해서 이름이 제왕 절개가 되었다고 주장하는 속설이 있다. 그러나 당시 의학 수준을 미루어 짐작할 때 실제로 제왕 절개를 시행했더라면 산모가 사망했을 가능성이 매우 높다. 그런데 카이사르의 생모는 카이사르의 브리타니아 원정 때까지 생존했던 것으로 보아 이 설은 거짓인 듯하다.

가장 인정받는 학설은 제왕 절개가 로마 왕국 시기 누마 폼필루스(Numa Pompilius, 기원전 715~673년)가 제정했다고 하는 '왕의 법(Lex Regia)'에서 유래했다는 설이다. 임산부가 사망했을 경우 태아를 자궁에서 적출하도록 한 이 법은 죽은 임산부에게서 태아만이라도 살려냈던 고대의 지식을 반영한 듯하다. 그 후 17세기까지 제왕 수술이라고 불렸던 이 수술법은 1598년 프랑스의 자크 기예모(Jacques Guillemeau, 1549~1613년)가 산과학 책에서 '수술' 대신 '절개'라는 단어를 사용한 것을 계기로 제왕 절개로 알려지게 되었다.

유럽에서 가장 오래된 제왕 절개술의 기록은 1500년 스위스에서 야코프 누퍼(Jacob Nufer)라는 낙농업자가 자신의 아내에게 시행한 것이었다. 13명이나 되는 산파가 며칠 동안 노력해도 분만에 실패하자 가축의 해부와 분만에 약간의 지식이 있었던 그는 과감하게 제왕 절개술을 시행, 산모와 아이를 모두 살리는 성공을 거두었다. 이 아이는 77세까지 살았다고 하며 이 사건은 82년이 지난 뒤 기록되었다. 한편 산모가 사망한 다음에 신속한 제왕 절개로 태아의 출생에 성공한 예는 16세기부터 나타나는데 프랑스의 문헌에 따르면 16세기 말까지 모두 15건 정도 있었다고 한다. 그러나 산모의 생명을 구하기 위한 목적으로 시행하는 제왕 절개술은 19세기가 되어서야 그 가능성을 인정받게 된다.

한편 영국의 의사이며 선교사이기도 했던 로버트 펠킨(Robert Felkin, 1853~1926년)은 1879년 아프리카 우간다의 원주민이 제왕 절개를 시행하는 것을 목격했다. 원주민들은 바나나로 만든 발효주를 산모의 마취와 시술자의 손 소독에 사용하고 있었다. 또 분만 후에는 자궁을 마사지해 수축시켰는데 꿰매지는 않았으며, 복부의 절개한 상처는 쇠바늘로 꿰매고 식물의 뿌리에서 추출한 약제를 발라 소독했다.

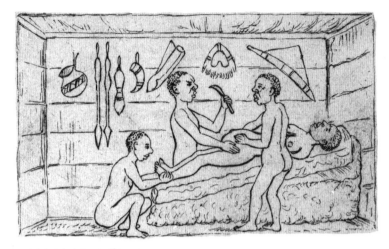

우간다의 제왕 절개 수술 장면.

시술 후 모친과 신생아는 모두 건강했는데 유럽에 비해 전혀 손색이 없는 이 수술은 아프리카를 미개하게만 여겼던 많은 유럽 인을 놀라게 했다.

　　기록에 따르면 1787년과 1876년 사이 프랑스 파리에서 제왕 절개술을 받은 산모 중 살아남은 사람은 1명도 없었다. 옛날 의사들은 자궁을 꿰맬 경우 남는 실 때문에 염증이 생기며 다음 임신 때는 자궁이 파열되기 쉽다고 믿었으므로 봉합을 꺼렸고, 그 결과 수많은 산모들이 출혈과 세균 감염으로 사망했다. 결국 제왕 절개술은 지혈법과 마취법, 소독법이 모두 발전한 19세기 말에야 안전한 수술로 자리 잡게 되었다.

　　통계에 따르면 전체 분만 중 제왕 절개가 차지하는 비율은 영국을 비롯한 유럽 여러 나라가 10퍼센트 전후였고, 미국은 20퍼센트 정도로 선진국 중에서는 제일 높은 편이었다. 그런데 어찌된 일인지 우리나라는 총 분만의 약 40퍼센트가 제왕 절개를 통한 것으로 나타나 이 분야에서만큼은 세계 최고를 유지하고 있다.[1]

55장

변방에서 중심지로

미국 의학의 역사

영국에서 출발한 이민선인 메이플라워 호 승객의 절반이 도착 3개월 내에 사망할 정도로 미국 식민지 시대 초기의 위생 환경은 열악했다. 이 시기에는 의사가 부족해서 목사들이 대신 의료 행위를 했으며, 미국 최초의 의학서 역시 1677년에 의사 겸 목사였던 토머스 대처(Thomas Thatcher, 1620~1678년)가 쓴 얇은 건강 상식 책이었다. 이 시기에 특기할 만한 사건으로는 보스턴의 의사 자브디엘 보일스턴(Zabdiel Boylston, 1676~1766년)이 1721년 시행한 천연두의 인두 접종법 정도였다.

유럽과는 달리 미국에서는 처음부터 외과와 내과가 분리되어 있지 않았다. 즉 외과 의사를 차별하는 일이 없었다. 그리고 보통 4년에서 7년간의 도제 수업을 받으면 의사가 되었는데 이는 유럽 대학교처럼 의사 양성 체계가 갖추어지지 않았기 때문이다. 그 후 1752년에 벤저민 프랭클린(Benjamin Franklin, 1706~1790년)이 필라델피아에 미국 최초의 병원을 설립하고 1765년에는 이를 바탕으로 최초의 의과 대학이 개설되면서 신대륙에서도 유럽과 같은 수준의 의학 교육이 가능하게 되었다.

그렇지만 이런 의사들은 아직 일부에 불과했다. 당시에는 면허 제도가 없었고 유럽에서는 의과 대학 졸업장이 면허증 대신 의사의 실력을 알려 주는 역할을 했지만, 자유를 표방했던 미국은 아무나 자기 마음대로 의료 행위를 할 수 있었다. 그래서 대부분의 미국 의사는 교육을 제대로 받지 못한 인물이었다. 예를 들면 1775년에 미국 전체에 3,500명의 의사가 있었는데 그중 의과 대학 졸업자는 400명에 불과했다고 한다. 그 후로도 전반적인 의학 교육의 수준은 자꾸 낮아져서 19세기 중엽에는 18세기 후반보다도 질적으로 떨어지는 저질 의사들이 양산되었다.

필라델피아 의학교 창설자인 존 모건(John Morgan, 1735~1789년)을 비롯한 많은 필라델피아 의학자들이 에든버러에 유학 후 귀국한 18세기 말에서 19세기 초의 기간을 미국 의학의 에든버러 시대라고 한다. 미국인들로서는 언어가 같은 영국에 유학하는 것이 편리했다는 점도 작용했지만, 당시의 에든버러는 유럽에서도 손꼽는 의학의 중심지였다. 이 시기를 대표한 의학자로는 계몽주의의 이상주의자이며 미국 독립 선언문의 서명자이기도 했던 벤저민 러시(Benjamin Rush, 1746~1813년)가 유명하다. 또 하버드의 벤저민 워터하우스(Benjamin Waterhouse, 1754~1846년)는 1800년 우두 접종법을 도입했고, 후일 컬럼비아 의과 대학이 설립되는 뉴욕에서는 사무엘 바드(Samuel Bard, 1742~1821년)와 데이비드 호삭(David Hosack, 1769~1835년)이 활약했다.

19세기 초반에 파리의 병원 의학이 세계 의학을 주도하게 되자 여러 미국 의사가 프랑스로 유학을 가는데 특히 치료법의 통계학적 검증을 주장한 바 있었던 파리의 피에르 루이(Pierre Louis, 1787~1872년)에게 유학한 의사들이 많았다. 의사들의 더러운 손이 감염의 원인이라고 처음으로 주장했던 뉴잉글랜드의 올리버 웬들 홈스를 비롯해, 최초로 에테르 전신 마취 수술에 성공한 외과 의사 존 워런과 헨리 비겔로(Henry Bigelow, 1818~1890년) 등이 이 시대의 인물들이다.

19세기 전반까지의 미국 의학은 아직 변방에 속해 있었다. 그렇지만 몇몇 분야에서는 상당한 성과를 거두는데 영국 에든버러 의과 대학 유학생인 에프레임 맥도웰(Ephraim McDowell, 1771~1830년)에 의한 최초의 성공적인 난소 절제술이나 제임스 매리언 심스의 방광질 샛길(방광질루) 수술의 성공 등에서 보듯 부인과 수술 분야에서는 유럽보다 앞선 부분이 있었다. 또 호러스 웰스(Horace Wells, 1815~1848년)나 윌리엄 모턴(William Morton, 1819~1868년)과 같은 치과 의사들에 의한 마취법 발명과 알렉시스 생 마르탱(Alexis St. Martin, 1802~1880년)이라는 총상 후유증 환자의 위루를 12년 동안 관찰한 윌리엄 버몬트(William Beaumont, 1785~1853년)의 위장 생리학 연구 등도 유럽을 놀라게 한 업적이었다.

19세기 후반에 일어난 남북 전쟁의 영향으로 미국 의학의 발전은 정체되었는데 특히 버지니아, 켄터키, 테네시, 루이지애나 등 남부의 주요 의료 기관이 파괴되었고 급작스런 서부 개척으로 의사가 많이 필요하게 되자 수준 낮은 의학 교육 기관이 대량의 저질 의사를 배출했다. 이때까지 미국에서는 의학교에 등록을 하고 돈만 내면 출석을 거의 하지 않아도 몇 달 후에 졸업장을 받는 곳이 많았다.

그러자 의사의 질적 수준을 유지하기 위한 내부 규제를 위해 몇몇 의학계 지도자들이 모여 미국 의학 협회(American Medical Association, AMA)를 설립했는데 이것이 1847년의 일이었다. 개인의 자유를 존중하는 신대륙에서는 이런 규제에 반발이 많았다. 그렇지만 이 시기 이후 지속된 의학계의 자체 정화 노력으로 19세기 미국에 400개 이상 존재하던 의학교의 수가 1910년에는 148개로, 1930년에는 76개로 줄어들었다.

미국 의사들은 19세기부터 의학계의 내부 개혁과 의과 대학의 경쟁력 강화에 힘을 기울였고 그 과정에서 과학적 의학이라는 개념을 정립했다. 그리고 이를 바탕으로 과학적 근거가 없는 치료 행위를 하는 동료나 비정규 의료인을 의료계에서 축출했다. 다른 한편으로는 스스로를 사회 지도적인 전문직으로 규정하고 그에 걸맞은 윤리를 실천하기 위한 행동 강령을 채택하는 등 사회에 대한 봉사를 전면에 내세움으로써 시민들의 존경을 얻는 데 성공했다.

그 후 19세기 말이 되면 미국 의학은 독일의 실험실 의학의 영향을 받게 된다. 이 시기를 미국 의학의 독일 시대라고 부르는데 대학을 중심으로 실험을 강조하던 독일 의학의 영향으로 하버드 대학교가

1871년 3년 과정의 교육을 실시한 것을 시작으로 펜실베이니아와 시러큐스 대학교가 1877년, 미시간 주립 대학교는 1880년에 교과 과정을 재편하는 등 미국 의과 대학들의 교과 과정 재정비가 시작되었다. 미국에 최초로 독일식 실험실 의학을 도입한 곳은 1871년 생리학 실험실을 개설한 하버드 대학교였지만, 본격적인 변화는 1893년에 개교한 존스 홉킨스 의과 대학이 주도했다. 완전히 새로운 체제로 시작한 이 대학교에서는 내과의 윌리엄 오슬러, 외과의 윌리엄 홀스테드, 세균학의 윌리엄 웰치, 산부인과의 하워드 켈리(Howard Kelly, 1858~1943년) 등이 중심이 되어 독일식 의학 교육법을 도입했다.

다른 한편으로는 기초 의학 연구를 지원한 록펠러 재단과 미국 의학 협회 등의 노력으로 미국의 의학 수준이 향상되기 시작했다. 또 1910년에는 에이브러햄 플렉스너(Abraham Flexner, 1866~1959년)가 미국의 의학 교육에 관한 보고서를 완성해 의학 교육이 지향할 방향을 제시했다. 또 존 쇼 빌링스(John Shaw Billings, 1838~1913년)는 국립 의학 도서관을 확충, 정비해 오늘날 세계 최고의 의학 도서관으로 발전하는 기초를 쌓았다. 현대 의사 대부분이 활용하는 의학 논문 검색 시스템인 퍼브메드(pubmed) 등은 이 의학 도서관의 컴퓨터가 제공하는 것이다.

미국이 세계 의학의 중심이 된 것은 제1차 세계 대전 이후라고 할 수 있다. 전쟁으로 피폐해진 유럽에 비해 급속한 경제 발전을 이룩한 미국은 의학에 막대한 연구 개발비를 투입할 수 있었고 그 결과 전 세계로부터 유능한 과학자와 의학 연구 인력이 미국으로 유입되었다. 또 실험 중심의 기초 의학 교육과 임상 실습의 강화, 연구와 교육의 결합을 강조한 의사 양성 체계, 즉 의학교, 종합 대학, 병원이 일체가 되는 교육 시스템을 갖추고 우수한 의사를 양성해 내기 시작한 것도 미국이 세계 의학을 선도하는 데 기여한 요소였다.

56장

혁명과 함께

근대 의학 교육 제도의 전파

프랑스 혁명의 시작은 1789년 7월 14일, 바스티유 감옥이 불타면서부터였다. (여담이지만 이때 수감되어 있다가 석방된 죄수는 모두 7명에 불과했는데, 그중 4명은 화폐 위조범, 2명은 정신 질환자, 나머지 1명은 귀족인 아버지가 의뢰해 감금한 망나니 아들이었다고 한다.) 자유, 평등, 박애를 기치로 내건 프랑스 혁명은 프랑스의 의학에도 많은 영향을 미쳤다. 실험을 마칠 시간을 조금만 더 달라고 청원했던 천재 화학자 앙투안로랑 드 라부아지에(Antoine-Laurent de Lavoisier, 1743~1794년)를 "공화국에 과학자는 필요하지 않다."라며 단호하게 처형한 혁명 정부는 기존의 의학 교육 제도를 송두리째 파괴했다. 즉 1793년 국민 의회의 결정으로 모든 의과 대학과 연구소, 학회 등이 폐지되고, 아무나 자유롭게 (자기가 하겠다고 주장만 하면) 의사가 될 수 있는 시대가 열렸던 것이다.

그러나 전 유럽을 상대로 전쟁을 시작한 상황에서 곧 숙련된 군의 부족이 심각한 문제로 대두되었다. 전선에서 600여 명의 군의가 전사해 말단 부대에 후임 군의를 보충할 수 없는 상황이 상당 기간 지속되자 국민 의회는 앙투안프랑수아 푸르크루아(Antoine-François Fourcroy, 1755~1809년)에게 의학 교육 재건을 위한 계획 입안을 위임했다. 그가 제출한 개혁안에 따라 1794년 11월 27일 프랑스에는 새로운 의과 대학이 설립되는데, 이 의학교가 바로 중세 의학을 근대 의학으로 바꿨다고 평가되는 프랑스 임상 의학파의 요람, 에콜 드 상테였다.

새 의과 대학의 이름에 의학이라는 단어가 들어가지 않은 것은 내과와 외과를 평등하게 다루겠다는 의지의 표현이었다. 이 학교는 파리와 몽펠리에, 스트라스부르의 세 곳에 설립되었으며 각각의 에콜 드 상테에 서로 독립해 운영되는 세 가지 교육 병원, 즉 외과계 환자, 내과계 환자, 그리고 희귀병이나 심한 합병증 환자를 위한 병원을 부설했다. 파리 에콜 드 상테에는 공개 경쟁으로 채용된 12명의 교수와 12명의 조교수를 전임으로 두었다. (몽펠리에, 스트라스부르에는 각각 6명씩을 두었다.) 또 실험실을 설치하고 각종 새로운 전문 과목을 표방했으며, 병리 해부와 임상 실습을 강조하는 혁신적인 의학 교육 제도를 확립했다. 이 의학교들이 19세기 유럽의 병원 의학을 주도하게 되는데, 초기에 600명에 불과하던 파리 에콜 드 상테의 학생 수가 수년 후에는 1,500명이 되었다. 근대 조직학과 해부 병리학의 기초를 확립한 비샤, 청진기를 발명한 르네 라에네크(René Laennec, 1781~1826년) 등은 이 학교에서 수업한 학생들이었다.

혁명의 혼란이 지나간 후인 1803년 나폴레옹은 의사 면허 제도를 재도입해 4년제 학교를 나온 의사들은 어디에서나 진료가 가능하도록 한 반면, 기본적인 교육만 받은 보건 담당관들은 일정 지역 내에서만 환자를 볼 수 있도록 의료계 내부의 위계 질서를 확립시켰다. 이처럼 의학 교육과 면허를 국가가 관장하게 되자, 파리에서 해부 병리학을 포함한 정규 교육을 받은 의사들은 자신들이야말로 의학 및 과학계의 리더라는 자부심을 갖게 되었다. 이들은 나폴레옹의 정책에 힘입어 처음에는 도시, 나중에는 농촌 지역에 이르기까지 의학 전문가로서의 독점권을 점차 획득해 갔다. 즉 구체제에서는 지방 정부가 관할하던 면허 제도와 의료 체계가 혁명과 나폴레옹 시대를 거치며 국가 중심으로 확고하게 재정립되었고, 이러한 의학적 개혁은 나폴레옹의 승전과 더불어 네덜란드, 라인란트 지역, 이탈리아 등지로 전파되었다. 결국 현대의 의사 제도는 프랑스 혁명과 나폴레옹 개혁이 남긴 또 하나의 유산인 셈이다.

57장

술통 대신 사람의 몸을 두드렸던 의사

타진법

의학의 역사에서는 환자가 의사에게 편지로 문의하고 처방전을 받는 사례가 드물지 않았다. 의사가 진찰할 때 환자의 호소만을 중요하게 생각하고 자기가 직접 검사하는 것에 비중을 두지 않았기 때문이었다. 17세기부터 내려오는 이런 의료 관행에 익숙해진 환자들은 19세기 초까지도 의사가 신체를 손으로 만지며 진찰하는 것을 꺼렸다.

18세기 말 이러한 전통을 깨고 환자의 신체를 적극적으로 검사하는 것의 필요성을 주장한 의사가 빈의 아우엔브루거였다. 여관과 식당을 겸했던 가정에서 자라며 포도주가 얼마나 남아 있는가 술통을 두드려 알아내던 어린 시절의 경험을 살렸다고 알려진 이 의사는 1761년 「새로운 고안」[1]이라는 논문을 발표해 처음으로 타진법이라는 검사 방법을 제안했다. 그는 신체를 두드렸을 때 나는 소리로 내부

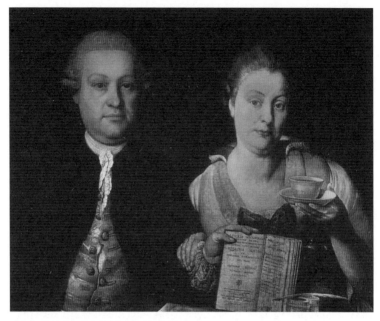

아우엔브루거와 그의 딸인 마리엔느 아우엔브루거(Marianne Auenbrugger, 1759~1782년).

장기의 건강 상태를 측정하는 이 방법이 종래의 진단법을 대신할 수 있는 신뢰성 높은 방법이며 특히 허파 질환의 진단을 근본적으로 변화시키리라고 믿었다.

　　같은 해 이탈리아의 조반니 모르가니는 병으로 사망한 시체를 해부해 각종 질병이 신체의 어느 기관에 어떠한 변화를 일으키는가를 정리하고 분류한 『질병 부위와 원인에 관한 해부학적 연구』를 발표한 바 있었다. 아우엔브루거는 이보다 한 차원 앞선 관점에서 질병에 걸렸을 때 나타나는 살아 있는 신체의 내부 변화를 검사해 보려고 노력했던 것이다.

　그러나 이 타진법은 그 가치에도 동시대 사람들의 주의를 끌지 못했다. 논문이 95쪽으로 너무 짧았고, 질병을 구분하는 결정적인 단서가 될 타진음의 차이가 명확하게 설명되어 있지 않았기 때문이었다. 아우엔브루거 자신은 수년간의 노력을 명쾌하게 서술했다고 자부했으나 이런 진단법을 처음 대하는 의사들에게는 좀 더 자세한 설명과 많은 증례가 필요했던 것이다. 더구나 손을 사용하는 것은 외과 의사처럼 저속한 사람이나 하는 짓이라는 편견이 아직 뿌리 깊게 남아 있었던 시기였다. 내과 의사들에게 손가락으로 환자의 몸통을 두드리는 품위 없는 행동은 외과 의사와 같은 수준으로 내려가는 일이었다.

　이 방법의 채용이 늦어진 것은 유능한 의사라면 타진법의 장점을 스스로 깨달으리라고 생각한 아우엔브루거의 미숙한 홍보 때문이기도 했다. 그는 "이 혁신적인 논문은 비평가들의 마음속에 부러움과 질투심을 끓어오르게 할 것"이라며 "이런 사람들에게는 자세히 설명해 줄 필요도 없다."라는 식의 독선적 발언으로 다른 의사들의 분노를 사기도 했다.

　세월이 흐르며 타진법은 환자의 말과 시각적 관찰에만 의존하던 의사들이 환자를 적극적으로 검사하기 시작하는 전기를 마련했으며, 얼마 후 프랑스에서 발명되는 청진법과 더불어 신체 검사의 기본기로 정착되어 오늘날에도 널리 쓰이고 있다.

58장

인두 접종법

천연두를 박멸하기까지 ❶

1721년 인구 60만 명이던 런던에서 천연두로 인한 사망자는 2,375명이었으며 런던 수용소의 맹인 중 3분의 2는 천연두의 합병증이 원인이었다. 당시 천연두는 지금의 인플루엔자와 비슷한 빈도로 창궐했기 때문에, 천연두의 예방법인 인두 접종법의 전래는 인류 역사에서 상당히 중요한 사건이었다.

환자에서 채취한 고름이나 가피를 건강한 사람에게 투여함으로써 천연두를 예방하는 방법인 인두 접종법은 고대 인도의 경전 『아타르바베다(*Atharvaveda*)』에서부터 그 기원을 찾을 수 있는데 근세 유럽에 인두 접종법의 존재가 보고된 것은 1713년 이매뉴얼 티모니(Emmanuel Timoni, 1670~1718년)와 1716년 자크 필라리니(Jacques Pilarini)가 영국 왕립 협회에 보낸 논문에서였다.

그러나 실제로 유럽에 인두 접종법을 도입하고 전파한 것은 콘스탄티노플 주재 영국 공사의 아내였던 마리 워틀리 몬터규(Mary Wortley Montagu, 1689~1762년) 부인이었다. 1716년 남편과 함께 콘스탄티노플에 도착한 그녀는 옛날부터 전해 오는 천연두 예방법이 있다는 현지인의 말에 따라 1717년 3월, 자기 아들에게 접종을 실시해 성공했다. 1718년 6월 귀국한 그녀는 자기 가문의 주치의였던 찰스 메이틀랜드(Charles Maitland, 1668~1748년)와 왕실 주치의였던 리처드 미드(Richard Mead, 1673~1754년)의 후원을 받아 이 접종법을 전파하기 위해 노력했다. 그러나 치명적인 천연두의 고름을 상처에 바르는 것에 겁을 내는 사람이 많았기 때문에 획기적인 효과에도 불구하고 접종법을 널리 퍼뜨리기에는 한계가 있었다.

안전성을 강조하기 위한 방편으로 그녀는 유명한 뉴게이트 실험을 시행했다. 즉 사형수들에게 접종을 시행해 살아나면 용서해 주는 조건으로 런던 뉴게이트 감옥의 법원과 관리들을 설득한 그녀는 사형수 7명의 동의를 얻어 접종을 시행했다. 1721년 8월 9일 6명이 여러 곳의 혈관에 상처를 내고 천연두 환자에서 채취한 분비물을 바르는 터키 식으로, 1명은 코에 천연두 환자의 수포막을 집어넣는 중국 식으로 접종해 관찰한 결과 모두 경미한 증상만 나타났을 뿐 무사히 회복했다. 이를 계기로 인두 접종법은 영국뿐 아니라 대륙에서도 널리 시행되기 시작했으며 1722년에는 영국 황태자도 접종을 받았다.

그러나 인두 접종법은 접종을 받은 사람이 천연두에 걸릴 위험이 따랐기 때문에 부작용도 많았다. 예를 들면 1721년 미국 보스턴에 천연두가 유행했을 때 자브디엘 보일스턴은 244명을 접종했는데 그중 6명이 사망했다. 따라서 접종을 안전하고 유효하게 시행할 수 있는가는 의사의 실력을 판단하는 기준이 되기도 했다. 18세기 초는 수많은 돌팔이 의사가 인두 접종을 남발하던 시기였다.

영국에서 접종의 명인으로 가장 유명했던 의사는 토머스 딤 즈데일(Thomas Dimsdale, 1712~1800년)이었다. 그는 1768년에 러시 아 예카테리나 2세(Yekaterina II, 1729~1796년)의 아들 파벨 1세(Pavel I, 1754~1801년)을 접종해 유명해졌는데 러시아로 초청된 그는 우선 사 관생도 2명을 시험적으로 접종해 안심시킨 다음 황태자에게 접종 해 성공했다고 한다. 또 이때에 같이 접종을 받은 그리고리 오를로프 (Grigori Orlov, 1734~1783년) 백작은 1771년 모스크바에 천연두 유행으 로 폭동이 촉발되자 용감하게 환자들과 접촉해 폭동을 진정시킬 수 있었다고 한다.

59장

최초의 종두법 실험

천연두를 박멸하기까지 ❷

일반적으로 인정되는 종두법[1]의 최초 시행은 1796년의 일로, 영국의 의사 에드워드 제너(Edward Jenner, 1749~1823년)를 그 주인공으로 본다.[2] 그런데 잘 알려지지 않은 사실이지만 제너보다 22년 전인 1774년에 이미 영국 도싯 주 옛민스터의 농부 벤저민 제스티(Benjamin Jesty, 1737~1816년)가 임신한 그의 부인과 두 아들에게 종두법을 시행했다는 기록이 남아 있다. 제스티는 우두를 앓고 난 사람은 천연두에 잘 걸리지 않는다는 사실을 알고 있었는데, 어렸을 때 우두를 앓았던 두 하녀가 천연두 환자를 직접 간호하는데도 병이 옮지 않는 것을 보고 확신을 얻었다고 한다. 그래서 우선 가족들에게 우두를 접종하기로 결심한 그는 인근에 있던 목장의 소에 우두가 발생하자 부인과 아들들을 데리고 가서 팔을 바늘로 긁어 상처를 내고 소의 유방에서 채취한 고름을 주입했

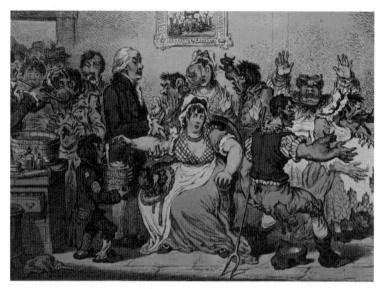

우두 접종을 받으면 소가 된다고 생각했던 당시 미신을 풍자한 만화.

다. 이것이 기록에 남겨진 최초의 우두 접종이다.

그런데 당시에는 이러한 짓을 하면 소가 된다고 믿는 사람이 많았다. 그래서 제스티 일가는 마을 사람들의 따돌림을 견디지 못하고 퍼베크라는 섬으로 옮겨가 살게 되는데, 여기서도 그는 주민들에게 우두를 접종한 것으로 알려진다. 나중에 제너가 종두법 발명의 공로로 영국 국회에서 상금을 받게 되었을 때, 이 농부가 나타나 자기가 상금을 받아야 한다고 주장하기도 했다.[3]

한편 글로스터셔 주 버클리에서 목사의 아들로 태어난 에드워드 제너는 원래 런던의 유명한 외과 의사 존 헌터를 사사한 외과 의사였다. 제너는 뻐꾸기가 자기의 알을 다른 새의 둥지에 넣어 기른다는 사실을 최초로 관찰해 보고한 인물이기도 한데 가슴조임증(협심증)의 원인이 관상 동맥의 폐색에 있다는 것을 병리 해부로 증명했다.[4]

1773년 24세의 나이에 고향에서 개업한 그는 농부들의 이야기를 듣고 우두에 걸린 사람은 천연두에 걸리지 않는다는 사실을 알았다. 마을 사람들을 꾸준히 관찰한 결과 확신을 가지게 된 그는 1796년 5월 소젖을 짜는 사라 넬름즈(Sarah Nelms)라는 여인의 손에 우두로 인한 물집이 생긴 것을 보고 그 내용물을 같은 동네에 사는 8세짜리 제임스 핍스(James Phipps) 소년의 팔에 찰과상을 내고 접종했다. 2개월 후인 1796년 7월 1일에는 천연두에 걸린 환자의 수포에서 내용물을 채취, 소년의 팔에 피하 투여하고 경과를 관찰했다. 소년에게 천연두 증상이 나타나지 않는 것을 확인한 제너는 수개월에 걸쳐 천연두 환자들의 분비물이나 화농 물질을 반복적으로 소년에게 투여했고, 아무리 투여해도 천연두에 걸리지 않는 것을 확인할 수 있었다. 최초의 과학적인 종두법 실험이었다.[5]

제너는 종두법 실험 결과를 바로 보고했지만, 단 한 사람의 피험자로부터 얻은 결과만으로는 설득력이 부족하다고 판단한 왕립 협회는 이를 공식적으로 인정하지 않았다. 그래서 제너는 결국 1798년에 자비로『우두의 원인과 효과에 관한 연구(*An Inquiry into the Causes and Effects of the Variolae Vaccinae*)』라는 책을 500부 출판했다. 영국 국회는 1802년에야 제너가 천연두 예방법을 확립한 공적을 기려 1만 파운드를 수여하기로 의결했고, 5년 후에는 2만 파운드를 추가로 수여했다.

제너의 우두 접종법은 인류가 어떤 질병의 정확한 원인을 모르면서도 세대를 통해 축적된 경험을 살리면 그 병의 예방법을 발견해 낼 수 있다는 것을 가르쳐 준 몇 안 되는 모범 사례 중 하나였다.

60장

극미 세계 탐험의 길이 열리다

현미경의 사용

유리를 연마해 렌즈를 만드는 기술은 중세에도 이미 알려져 있었다. 1590년경 네덜란드의 안경 기술자 자카리야스 얀센(Zacharias Janssen, 1585~1632년) 부자가 2개의 렌즈를 조합해 물체를 확대해 볼 수 있는 현미경을 처음 만들었는데, 이 현미경은 배율이 10배 정도에 불과했다. 1609년에는 갈릴레오가 더 나은 현미경을 만들었고 그 후 안톤 판 레이우엔훅(Antonie van Leeuwenhoek, 1632~1723년)이 스스로 렌즈를 갈아서 현미경을 개량했다.[1] 학자로서 현미경을 최초로 사용한 인물로는 1625년 벌의 구조에 관한 책을 출판한 프란체스코 스텔루티(Francisco Stelluti, 1577~1652년)가 있지만, 의학적 용도로 현미경을 제일 먼저 사용한 사람으로는 피에르 보렐(Pierre Borel, 1620~1671년)이 꼽힌다. 그는 열병 환자의 혈액에서 벌레 같은 것을 발견했다고 주장했는데 아마도 적혈구를 잘못 본 것으로 추측된다.

레이우엔훅은 네덜란드 자위트홀란드 주의 델프트에서 옷을 팔고 사는 일을 하는 사업가였는데 여가 시간에 렌즈를 갈아 현미경을 만들고 여러 가지를 관찰했다. 그가 만든 렌즈는 성능이 매우 우수해서 19세기까지도 그보다 더 좋은 렌즈를 구하기는 어려웠다고 한다. 그는 평생 약 400개의 현미경을 만들었는데, 가장 잘 만들어진 것은 270배까지 배율을 높일 수 있었다. 현대의 학생 실습용 현미경의 배율이 400배 정도인 것을 생각하면 대단한 성능이라고 할 수 있다. 라틴 어를 몰랐던 그는 임종 시 자신이 만든 현미경을 관찰 결과를 발표하게 해 주었던 왕립 협회[2]에 기증했다. 그는 세상 만물을 닥치는 대로 현미경으로 관찰했는데 그중에는 후일 마르첼로 말피기(Marcello Malpighi, 1628~1694년)에 의해 지방구로 판명된 적혈구, 근육 조직, 정자 등이 있었다.[3]

한편 의학, 즉 해부학적 연구에 현미경을 체계적으로 도입한 것은 말피기였다. 말피기와 제자들은 시료 처리법을 개량함으로써 이전까지 관찰이 불가능했던 구조를 관찰할 수 있게 했는데 각종 식물과 동물의 구조를 연구해 조직학이라는 새로운 학문 영역을 개척했다. '해부학의 아버지' 베살리우스가 육안적 해부의 창시자라면 말피기는 현미경적 해부의 창시자라고 할 수 있다. 말피기는 볼로냐 대학교에서 근무했는데 당시 학자들은 현미경이나 들여다보는 게으른 사람에게는 당시 최고의 학문으로 인정되던 해부학 강의를 맡길 수 없다며 그를 경멸했다. 요즘으로 치면 컴퓨터 게임이나 하는 젊은

이라고 생각했던 것이다. 말피기는 볼로냐 대학교에서 내과학 강사로밖에 근무할 수 없었는데, 업적을 영국 《왕립 협회 자연 과학 회보(*Philosophical Transactions of the Royal Sociely of London*)》에 주로 발표했기 때문에 나중에는 외국에서 명성을 얻은 그를 시기하는 사람들이 자택을 습격하는 일까지 벌어졌다. 교황 인노첸시오 12세(Innocentius PP. XII, 1615~1700년)의 주치의가 된 후에는 좀 나아졌지만, 그는 일생을 통틀어 별로 행복하지 않은 삶을 살았다. 그가 1661년 논문 「폐에 대한 해부학적 관찰(De Pulmonibus, Observationes Anatomicae)」에서 기술한 폐의 모세 혈관으로 1628년에 발표되었던 윌리엄 하비의 혈액 순환설이 완성을 보게 된 것은 유명한 이야기이다.

61장

환자의 '몸'에 묻다

청진기의 발명

1816년, 35세의 르네 라에네크는 파리의 네케르 병원에서 심장에 이상이 있는 젊은 여성 환자를 진찰하고 있었다. 환자가 상당히 뚱뚱한 편이었기 때문에, 타진과 촉진을 시행했으나 진단에 별 도움이 되지 않았다. 그는 청진을 위해 환자의 가슴에 귀를 직접 대고 심음을 들으려다 환자가 젊은 여성이라 망설였다. 이때 문득 그의 머릿속에 '소리는 물체를 타고 전달될 수 있으므로 직접 귀를 대지 않고도 청진이 가능할 것'이라는 생각이 떠올랐다. 라에네크는 그 자리에서 종이를 몇 장 겹쳐서 원통형으로 말아 한쪽 끝은 환자의 가슴에, 다른 쪽 끝은 자신의 귀에 대어 보았다. 심음이 분명하게 들렸다.

이것이 유명한 청진기 발명에 얽힌 이야기이다. 라에네크는 그날 이후 각종 재료로 신체 장기의 소리를 들을 수 있는 도구를 만드는 데 열중했다. 여러 번에 걸친 시행착오 끝에 탄생한 것은 길이 약 30센티미터, 지름 약 4센티미터의 나무로 된 원통의 중앙 부위에 구멍을 뚫은 실린더 혹은 스테토스코프(stethoscope)라고 불린 기구였다. (오늘날 청진기로 번역되는 스테토스코프는 그리스 어의 "흉부"와 "본다."라는 말의 합성어였는데 나중에는 고유 명사로 사용되게 되었다.)

라에네크는 1819년에 청진기를 사용한 흉부 질환의 진단법에 관한 책인 『흉부 진찰을 위한 간접 청진법(*De L'Auscultation Médiate, ou Traité du Diagnostic des Maladies des Poumons et du Cœur, fondé principalement sur ce Nouveau Moyen d'Exploration*)』을 발표했다. 그는 이 책에서 진맥과 같은 예로부터의 진단법이 아무 의미가 없다고 비판했다. 이런 방법이 인기를 얻게 된 비결은 시행하기가 간단하고, 의사나 환자를 불편하게 하지 않으며, 해석 방법이 무수히 많아서 아무리 지식이 없는 의사라도 적당히 병명을 둘러댈 수 있기 때문이라는 것이었다. 그는 아우엔브루거의 타진법에 대해서도 "그것만으로는 별 의미가 없지만 청진법과 같이 사용할 경우에는 도움이 되는 방법"이라고 주장했다. 실제로 당시 프랑스의 몇몇 의사만 사용하던 타진법은 청진법의 발명과 더불어 널리 알려졌고 청진법과 동시에 시행하는 새로운 진단 방법으로 인정받게 되었다.

아우엔브루거의 논문은 타진이라는 새로운 진단 방법을 소개하는 95쪽짜리 책자에 불과했다. 그러나 928쪽에 이르는 라에네크의 책은 청진을 시행함으로써 새롭게 알 수 있는 각종 질병의 증상에서부터 질병 부위의 해부학적 변화에 이르기까지 자세히 설명되어 있다

PLATE I

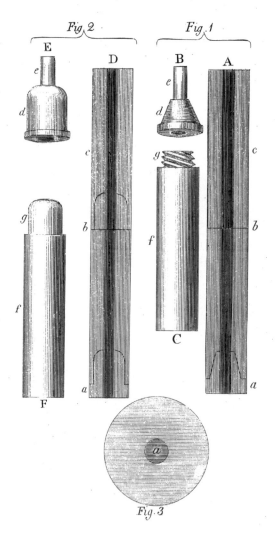

라에네크의 청진기, 스테토스코프.

는 점이 크게 달랐다. 이것은 코르비자르의 제자로 프랑스 임상 의학파의 총아였던 라에네크가 흉부 질환의 임상과 해부 병리 양쪽 모두에 깊은 조예를 가지고 있었기에 가능한 일이었다. 그의 책은 "생전에 청진기로 예견했던 폐의 상태를 확인하기 위해 200건 이상의 폐병(폐결핵) 환자에게 사후 부검을 시행한 결과, 공동성 호흡음(청진기를 통해 환자의 호흡음이 가깝고 크게 들리는 현상)이 확실히 존재했던 부위에 궤양성 공동이 없었던 경우는 단 한 사람도 없었다."라는 식으로 생전의 증상과 사후의 해부학적 변화를 명확히 연결하고 있었다.

그러나 한편으로 청진법에 반대하는 보수적인 의사들의 목소리도 만만치 않았다. 결과적으로 수년에 걸쳐 유럽 곳곳의 병원에서는 이 새로운 진단법의 도입과 관련한 논쟁이 일어났다. 간혹 어떤 방법이 더 효과적인지 여러 사람 앞에서 시험을 하는 일도 있었다. 예를 들어 1820년대 말 런던 세인트 조지 병원에서는 청진법에 관한 공개 실험이 시행되었다. 한 의사가 청진법을 사용하는 의사에게 누가 더 진단을 잘 알아맞히는지 내기를 하자고 도전한 것이었다. 두 의사는 각자 자신의 방법으로 환자를 진단했고, 환자가 사망한 후 해부를 시행한 결과 청진기를 사용한 의사의 진단이 정확했음이 밝혀졌다.

이 시기에 활약했던 프랑스 최고의 생리학자 프랑수아 마장디(François Magendie, 1783~1855년)도 청진법에 대한 의사들의 신뢰를 높이는 데 기여했다. 그는 구경이 서로 다른 관에 물을 흘려보낼 때 나는 음과 체내에서 들리는 음을 비교하는 실험으로 신체 기관이 내는 소리를 물리 법칙으로 설명할 수 있음을 밝혔다. 청진법이 의사의 감각이나 주관에 좌우되지 않는 과학적 방법이라는 것을 뒷받침해 주었던 것이다.

　　세월이 흐르자 청진법을 반대했던 의사들도 점차 그 진단적 가치를 인정하고 받아들이게 되었다. 의학은 바야흐로 환자들의 말을 듣기만 하고 진단을 내리던 시대에서 의사가 환자를 '검사'한 후 진단하는 새로운 시대로 접어들고 있었다.

위대한 의학사

62장

신장 외과의 시작

최초의 콩팥 절제

구스타프 시몬(Gustav Simon, 1824~1876년)은 독일의 기센 의과 대학을 졸업하고 오랜 기간 군의관으로 복무한 의사였다. 그는 전역 후 프랑스에서 유학을 하고 돌아왔는데, 산모가 출산할 때 산도가 손상을 받아 방광과 질 사이에 연결 통로가 생기는 방광 질 샛길 수술의 전문가로 유명했다.

방광 질 샛길이란 방광에서 요도를 통해 배출되어야 할 소변이 연결 통로를 통해 질로 가기 때문에 시도 때도 없이 질을 통해 소변이 흘러나오는 그런 상태를 말한다. (방광질루라고 하기도 한다.) 환자는 항상 기저귀를 차야 하고 당장 목숨이 위험한 것은 아니지만 삶의 질이 형편없이 떨어지게 된다. 시몬은 이 수술을 프랑스 파리의 앙투안조제프 랑발(Antoine-Joseph Lamballe, 1799~1830년)에게서 배웠는데,

스승의 방법을 개선한 새 수술법으로 많은 환자를 고쳤고 독일 최고의 누공[1] 전문 외과 의사라는 평판을 얻었으며 로스토크 대학교를 거쳐 1868년에 하이델베르크 대학교의 교수가 되었다.

시몬이 최초로 콩팥을 떼어 내게 되는 환자는 1년쯤 전에 난소 종양 수술을 받은 후 복벽에 누공이 생긴 마르가레타 클레프(Margaretha Kleb, 1824~1876년)라는 46세의 여성이었다. 당시에 의사가 수술을 하려고 배안을 열었는데 예상과 다르게 종양이 다른 장기로 번져 있어서 난소뿐 아니라 자궁까지 떼어 낼 수밖에 없는 상황이었고 그 와중에 콩팥과 방광을 연결하는 요로가 상당 부분 절단되고 말았다. 당황한 의사는 그대로 배를 닫아 버렸고 그 결과 콩팥에서 생긴 소변이 그냥 배막안에 흘러 들어가 아물지 않은 배벽 절개 부위에 생긴 누공을 통해 꾸준히 새어 나오게 되었다.

당시에 이미 마취법이나 방부법이 개발되어 있었다고는 하지만, 콩팥을 떼어 낸다는 것은 상상할 수도 없는 위험한 일이었다. 그리고 환자가 몸이 쇠약하기는 했지만 소변이 누공을 통해 밖으로 배출은 되고 있었기 때문에 당장 생명이 위험한 그런 상황은 아니었다. 그렇지만 하루 종일 배에서 소변이 줄줄 흘러내려서 도저히 일상 생활을 할 수가 없었기 때문에 몸속 상태를 모르는 환자는 배에 생긴 이 구멍을 없애려는 목적으로 누공 수술 전문가로 유명했던 시몬을 찾아갔던 것이었다.

시몬이 환자를 진찰했을 때는 복부의 절개 부위가 아물지 않아 그곳으로부터 소변이 흘러나오고 있었다. 또 자궁을 적출하고 난

후 그대로 윗부분이 열려 있던 질을 통해서도 소변이 흘러나오는 비참한 상태였다. 환자의 몸 또한 이루 말할 수 없이 쇠약해 있었다. 평소 어려운 수술에 도전하는 것을 마다하지 않던 그에게도 이 수술은 가능성이 없어 보였다. 그렇지만 환자가 너무 간절하게 부탁했기 때문에 차마 집으로 돌려보내지 못하고 일단 구멍을 막아 보기로 했다.

왼쪽 콩팥과 방광을 잇는 요로가 난소 종양 수술로 중간에 끊어져 없어졌기 때문에, 시몬은 소변이 배안에서 질을 통해 방광으로 흘러갈 수 있도록 새로운 통로를 만들려고 했다. 바깥쪽 구멍을 막아주면서 소변이 흘러갈 다른 길을 만들 수만 있다면 상황이 호전되리라고 생각했던 것이다. 하지만 환자의 상태가 너무 쇠약했기 때문에 일단 입원시켜 며칠 동안 쉬게 하고 체력을 회복하도록 안배했다. 그런데 이 수술은 실패하고 말았다. 당장 수술은 잘 되었지만, 몇 주가 지나 환자가 병상에서 일어나 앉자 배 속에 차오른 소변의 압력 때문에 봉합 부위가 터져서 벌어졌고 다시 소변이 흘러나왔던 것이다.

그렇지만 환자도 의사도 포기는 하지 않았다. 기술이 뛰어났고 아이디어가 풍부했던 시몬은 그 후 환자를 위해 여러 방법을 시도하지만 성공하지 못했다. 결국 4번이나 수술에 실패한 시몬은 배 속에 요로를 대신할 새로운 통로를 만든다는 희망을 버릴 수밖에 없었다. 중간 부분에 상당히 긴 결손이 생긴 요로를 대신할 방도가 없음을 확실히 깨달은 것이었다.

그런데 시몬은 몰랐지만 이즈음 우연히, 즉 종양 제거 목적으로 수술을 하다 콩팥까지 떼어 낸 사례가 세계적으로 두세 건 있었다. 그러나 모두 수술 직후 사망했기 때문에 성공적인 절제는 아니었다. 역사적으로는 히포크라테스 시대부터 근대에 이르기까지 콩팥 부위에 화농이 되었을 때 고름을 빼기 위해 콩팥을 절개하는 경우가 극히 드물게 있었다는 기록도 나오지만, 이런 수술을 받은 환자들 대부분이 사망한 것으로 전해지고 있다. 또 중세 이후 일부 의사가 결석을 제거하려 콩팥을 절개했다가 환자가 죽었다는 이야기도 전해 온다.

그러므로 시몬이 콩팥 절제술을 고려할 당시에 일반적으로는 콩팥을 절개만 해도 사망인데 하물며 떼어 낸다니 상상할 수도 없는 일이었다. 또 하나의 문제는 전례가 없기 때문에 만약 수술이 성공하더라도 과연 남은 한쪽 콩팥으로 큰 문제 없이 살 수 있는지 확신할 수가 없다는 점이었다.

시몬은 개로 동물 실험을 해 보기로 했다. 그는 먼저 조수들과 개 10마리의 한쪽 콩팥을 절제했다. 배막염으로 3마리가 죽고 7마리가 살아남았는데 별 이상이 없었고, 얼마 후 이 개들을 해부하자 남은 한쪽 콩팥이 거의 2배로 커져 있었다. 2개가 하던 일을 1개로 하려고 커진 것이었다. 시몬은 실험을 계속해 콩팥을 절제하더라도 남은 콩팥만으로 생존이 가능하며 생명에 관계되는 심한 부작용은 없다는 결론에 도달했다.

동물 실험을 마친 시몬은 시체를 사용해 인체에서 콩팥을 떼어 내는 수술 연습을 했다. 그리고 드디어 1869년 8월 초에 수술을 하게 되는데 최초로 콩팥을 절제하는 수술의 합법성을 여러 사람으로부터 인정받기 위해 제자들뿐만 아니라 하이델베르크 의료계의 중요 인물들을 불러 수술을 참관하도록 안배했다. 혹시 잘못되더라도 무리한 수술로 환자를 죽였다는 비난을 피하기 위해서였다.

시몬은 시체에서 연습한 대로 침착하게 수술을 진행했다. 이 수술에서 시몬은 배막염을 피하기 위해 복부가 아닌 옆구리 방향에서, 즉 배막뒤 쪽으로 콩팥에 접근하는 방식을 택했다. 배막을 열지 않고 수술하는 것이 이후 환자가 배막염에 걸릴 확률이 낮을 거라고 생각했기 때문이었다. 피부 절개에서 콩팥을 떼어 낼 때까지 걸린 시간은 약 40분이었는데, 떨어져 나온 콩팥은 3×4×8센티미터로 정상 크기였다고 한다.

수술 후 상당 기간 열이 나고 구토를 하는 등 감염증 증세로 고생하기는 했지만, 환자는 서서히 회복되었다. 1개월이 지나자 시도 때도 없이 소변이 새어 나오던 복부의 누공은 자연히 막혔고 40일 이후에는 침상에서 일어나 걸어 다니는 것이 가능해졌다. 6개월이 지났을 때는 마침 시작된 보불 전쟁으로 대학 병원에 쏟아져 들어오는 부상병을 돌보는 데 힘을 보탤 정도로 회복되었다. 환자는 1년이 넘는 병원 생활을 마치고 1870년 11월에 퇴원해서 집으로 돌아갔다. 요즘은 비뇨기과가 담당하는 콩팥에 대한 수술의 효시였던 최초의 콩팥 절제술은 이렇게 성공리에 끝이 났고 구스타프 시몬은 신장 외과의 개척자로 역사에 이름을 남겼다.

63장

의사, 뇌를 다루기
시작하다

신경외과의 개척자들

폴 브로카(Paul Broca, 1824~1880년)가 뇌의 언어 영역을 보고한 후 영국의 존 잭슨(John Jackson, 1835~1911년)이나 데이비드 페리에(David Ferrier, 1843~1928년) 같은 의사들은 뇌의 어느 영역이 어떤 기능을 나타내는지 연구하기 시작했다. 그러나 아직 엑스선이 발견되지 않았던 당시에는 임상 증상만으로 병든 부위가 어디 있는지 정확하게 추측하기가 어려웠다. 뇌 수술을 위해서는 반드시 알아야 했던 병변들의 정확한 위치를 모르면, 수술은 애초에 불가능했다.[1]

그러던 1876년에 영국 글래스고의 윌리엄 멕이웬(William Macewen, 1848~1924년)이 운동 능력이나 감각의 이상이 신체 어느 부위에 나타나는지를 근거로 뇌의 어느 곳에 이상이 있는지를 알 수 있는 임상적 진단법을 발표했다. 그는 자신의 이론을 근거로 뇌에 생긴 농양이나 종양을 수술로 치료할 수 있다고 주장했는데 1876년에 그는 한 소년의 이마엽에 농양이 있다고 수술을 권했으나 가족의 동의를 받지 못해 결국 환자가 사망하게 된다. 부검을 했더니 정확하게 그가 예측했던 부위에 농양이 있었다는 사실이 밝혀졌다.

멕이웬은 1879년에 한 환자의 왼쪽 이마엽 쪽에 생긴 뇌수막종을 성공적으로 절제했는데 그 환자는 반대쪽 얼굴과 팔에 발작을 일으키던 십대 소녀로 수술 후 8년을 더 살았다. 환자가 죽고 나서 부검해 보니 종양은 완전히 제거되어 있었다. 이것이 아마도 뇌의 종양을 수술한 첫 증례라고 할 수 있지만, 수막종이 뇌 자체가 아니라 뇌를 둘러싼 막에 생긴 종양이기 때문에 진짜 뇌종양 수술은 아니라는 견해도 있다.

정확한 의미에서 최초로 뇌종양을 수술한 사람은 영국의 의사 릭맨 고들리(Rickman Godlee, 1849~1925년)였다. 환자는 헨더슨이라는 25세 농부였는데 왼쪽 안면, 팔, 다리에 마비가 오면서 실신할 정도로 극심한 두통에 시달리고 있었고 좌반신에 경련을 일으키는 발작이 2년 동안 매일 계속되었다. 고들리는 동물 실험으로 충분히 연습을 한 후 리스터의 방부법에 따라 석탄산 소독과 클로로포름 마취를 한 후에 수술을 했다. 1884년에 행해진 이 수술에서 고들리는 뇌백질에 생긴 비둘기 알 크기의 종양을 제거하는 데 성공했다. 그러나 환자는 한 달 후 수술 상처에 생긴 감염으로 사망하고 말았다. 이 소식은 널리 전파되어 많은 의사가 뇌종양도 수술로 제거할 수 있다는 희망을 품게 했다.

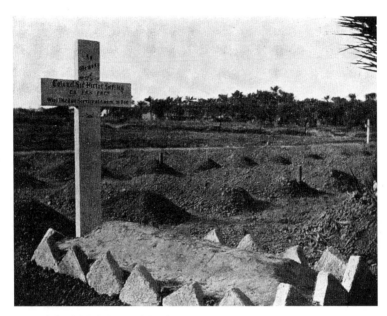

이라크 남동부 아마라에 있는 호슬리의 모덤.

최초로 뇌 수술을 전문 분야로 삼은 의사는 영국의 빅터 호슬리(Victor Horsley, 1857~1916년)였다.[2] 그는 런던 대학교 병원에서 의학 공부를 했는데 해부학에 특히 우수한 재능을 보였고, 외과를 전공하면서부터는 리스터의 방부법을 철저히 받아들였다. 그는 당시 한창 발전하던 뇌 수술에 흥미를 가지고 동물 실험에 몰두했는데 머리뼈를 열 때 발생하는 출혈을 소독한 왁스를 발라 지혈하는 방법을 고안하기도 했다. 호슬리는 1886년에 뇌외과 전문 의사로 임명되었다.

그는 1887년 6월에 척수에 생긴 종양을 수술한 것으로 이름을 남겼는데 이것이 신경계의 수술로 환자를 낫게 한 최초의 사례였다.

환자는 하지가 마비되고 통증이 심해서 자살까지 생각하던 42세의 퇴역 군인이었는데 호슬리는 이 환자의 제4흉추 뒤쪽에 생긴 종양을 제거하는 데 성공했다. 환자는 수술 후 13일 만에 다리에 감각이 돌아오기 시작해 3개월 후에는 지팡이를 짚은 채 걸었고 1년 뒤에는 완전히 건강을 되찾았다고 한다. 1900년까지 뇌하수체, 척수 등의 수술을 비롯해 44건의 뇌종양 수술을 시도했던 그는 제1차 세계 대전이 발발하자 프랑스와 이집트를 거쳐 메소포타미아에서 군의관으로 복무 중 열사병으로 사망했다.[3]

미국의 하비 쿠싱은 호슬리와는 다른 의미의 선구자라고 할 수 있었다. 그는 미국에서 처음으로 신경외과라는 외과의 분과를 만들었는데 작은 혈관을 전기로 지지는 지혈법이나, 생리 식염수로 수술 부위를 세척하는 것 같은 새로운 수술 방법을 도입했으며, 뇌하수체의 기능을 연구해 내분비 외과의 기초를 확립했다.[4] 1900년에 쿠싱이 호슬리의 수술을 견학한 적이 있었는데 삼차신경절 절제 수술을 1시간 안에 끝내는 것을 보고 놀랐다고 한다. 쿠싱은 "내게는 피와 스펀지만 보였다."라고 회고했는데 어떤 작은 혈관도 다 지혈하면서 수술에 시간이 많이 걸리는 것으로 유명했던 쿠싱의 눈에는 거칠고 빠른 호슬리의 수술법이 마음에 들지 않았던 것 같다. 쿠싱은 많은 후배들을 양성한 훌륭한 스승으로도 알려져 있는데 제자 중의 한 명인 월터 댄디(Walter Dandy, 1886~1946년)는 후일 엑스선을 이용해 뇌실을 촬영하는 방법을 개발하고 현대적인 수술을 발전시켜 뇌 질환의 진단과 치료에 크게 기여했다.[5]

64장 고대 이집트 인이
전해 준 지혜

인큐베이터

19세기 서양의 유아 사망률은 신생아 1,000명당 150~200명이었다. 이는 현재와 비교해 보면 대단히 높은 수치라고 할 수 있는데 조산도 그 원인의 하나였다. 정상적으로 출생한 아이에 비해 체온을 유지하는 데 필요한 갈색 지방층이 미처 발달하지 못한 조산아는 저체온증에 빠져 사망하기 쉽다. 한편으로 당시 소아과 의사들은 다 큰 아이들의 진료만 담당하고 산과 의사들은 산모의 건강만을 중시하는 경향이 있어서 어정쩡하게 진료 사각지대에 놓여 있었던 신생아, 특히 미숙아의 사망률은 높을 수밖에 없었다.

　　19세기 후반 이런 미숙아들의 건강에 주목했던 선구자가 스테판 타르니에(Stéphane Tarnier, 1828~1897년)라는 의사였다. 파리에서 가장 큰 산과 병원의 책임자였던 그는 일찌감치 리스터의 방부법을 받아들여 1,000명당 93명이던 산욕열로 인한 산모의 사망률을 7명으로 낮추었을 뿐만 아니라 산모 1,000명이 연속해서 출산 후 생존했다는, 당시로는 엄청난 기록을 수립한 우수한 산과 의사였다.

위생 상태, 영양, 따뜻한 온도와 적절한 습도를 갖춘 환경의 중요성을 강조하며 미숙아의 생존율을 향상시킬 방안을 모색하던 그는 1880년 어느 날 파리의 풍토 박물관에서 우연히 고대 이집트 상형 문자에 나타난 도안을 근거로 제작된 달걀 인공 부화기를 보게 되었다. 그는 이 부화기의 원리를 미숙아 보육에 응용할 수 있겠다고 생각하고 전시된 장치를 만든 파리 동물원의 조류 사육 책임자 오딜 마르탱(Odile Martin)을 설득해 새 개념의 인큐베이터를 개발했다.

1881년부터 쓰이기 시작한 타르니에의 인큐베이터는 바닥에 구멍을 내어 환기를 시키는 한편으로 더운물을 채운 큰 탱크를 설치해 내부 온도를 유지하도록 한 아래 칸과 아기 4명을 눕힐 수 있는 공간이 확보된 위 칸으로 이루어진 2층 구조의 상자로, 내부 관찰용으로 이중 유리로 된 천장이 달려 있었다. 나무로 된 두꺼운 이중 벽 사이에 톱밥을 넣어 열 손실을 막은 이 최초의 폐쇄식 인큐베이터는 놀라운 성과를 거두었는데(그전까지는 벽에 따뜻한 물을 넣는, 천장이 열려 있는 보육기가 사용되고 있었다.) 1883년의 논문에서 그의 팀은 1,200~2,000그램의 저체중 신생아 500명 이상을 검토한 결과 생존율이 종전의 35퍼센트에서 62퍼센트로 거의 2배 향상되었다고 보고했다.

이 시기 영국이나 미국에서는 찰스 로버트 다윈(Charles Robert Darwin, 1809~1882년)의 적자 생존이나 우생학에 대한 잘못된 이해에

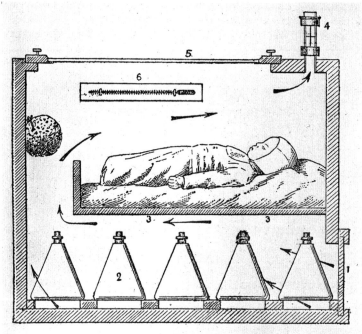

FIG. 4.—SECTION OF TARNIER'S INCUBATOR.

1. Air entry. 2. Hot-water bottles. 3. Horizontal partition on which the infant rests. 4. Chimney for exit of air. 5. Glass cover. 6. Thermometer. The arrows indicate the course taken by the air in the incubator.

타르니에의 인큐베이터 개념도.

서 비롯한 편견으로 허약하게 태어난 조산아는 치료하지 말아야 한다
는 분위기가 우세했다. 그러나 1870~1871년의 보불 전쟁에서 굴욕적
패배를 맛본 후 인구가 노동자나 병사의 수를 결정하는 가장 중요한
요소임을 깨닫게 된 프랑스에서는 부국강병을 위해 유아 사망률을 낮
춰야 한다는 국가적 공감대가 형성되어 있었다. 미숙아 생존율을 2배
로 높였다는 타르니에 팀의 발표에 고무된 프랑스 정치가들은 곧 모

든 공립 병원에 새로운 인큐베이터 설치를 의무화했다.

타르니에는 1891년에 파리 의사 협회장으로 선출되었고 6년 후 은퇴하던 당일 뇌졸중으로 쓰러져 69세를 일기로 사망했다. 고대 이집트의 인공 부화기에서 아이디어를 얻은 그의 인큐베이터는 그 후 개량을 거듭하며 전 세계로 전파되어 미숙아들의 건강에 이바지했다.

65장

몸속에서 녹는 실
창자실 봉합사의 발명

세균 감염의 개념이 생기기 전인 19세기 후반까지 외과 의사는 평상복 셔츠 위에 수술용 프록코트를 입은 채로 수술을 했다. 의사들은 피나 고름이 튀어도 여간해서는 세탁하지 않는 이 옷 주머니에서 칼을 꺼내 절개를 하고, 지저분한 단추 구멍에 걸어 늘어트려 놓은 실타래에서 실을 조금씩 뽑아 가며 피가 나는 혈관을 묶었다. 경험이 풍부하다는 것을 강조하기 위한 연출이었다. 특이한 것은 혈관을 동여맨 후 매듭 부위를 짧게 자르는 요즘과 다르게 당시에는 실 꼬리를 길게 남겨 절개 부위 밖으로 노출시켜 놓는 것이 일반적이었다는 사실이다. 대부분의 상처가 감염되던 시대에 생긴 지혜라고 해야 할지도 모르나, 나중에 조직이 상하면 손쉽게 실을 빼내려는 의도에서였다.

이런 수술의 개념을 바꾸어 놓은 사람이 창상 감염의 원인이 세균이라는 것을 밝힌 영국의 외과 의사 조지프 리스터였다. 그는 수술 부위는 물론 의사들의 손이나 기구까지 모두 석탄산으로 소독하는 방부법을 개발해 수술이 깨끗하게 이루어져야 한다는 사실을 보여 주었다. 그런데 수술 후 상처를 여러 겹의 소독된 붕대로 싸서 밀폐시키는 방부법 덕분에 의사들은 긴 실 꼬리를 밖으로 내놓을 이유가 없어졌고, 따라서 몸속에 이물질로 남아 염증의 원인이 되는 봉합사를 회수할 방도 역시 없어지고 말았다.

몸속에서 일정 기간이 지났을 때 저절로 흡수되는 실이 있다면 이런 문제를 해결할 수 있을 터였다. 그리고 이런 실을 가장 필요로 한 사람이 다름 아닌 리스터 자신이었다. 리스터는 방부법 도입 초기에 석탄산에 담근 비단을 봉합사로 썼지만, 비단은 몸속에서 염증을 일으킬 경우 절개해 꺼낼 수밖에 없다는 단점이 있었다. 그래서 생각해 낸 것이 액체에 녹는 성질을 가진 창자실 봉합사였다.

동물의 내장을 가공해 만들어져, 현악기의 줄이나 테니스 라켓 등에 사용되고 있던 창자실은 상당히 강한 장력을 견딜 만큼 튼튼했고 값도 쌌다. 그러나 용액 속에서 24시간 이내에 녹아 버리는 것이 문제였다. 상처가 아물기 전에 혈관을 묶은 매듭이 풀어진다면 큰일이기 때문이었다. 수술에 사용하기 위해서는 최소 2~3주는 몸속에서 녹지 않는 창자실이 필요했다. 도살장에서 구입한 동물 혈장에 장선을 넣어 보는 실험을 계속하던 리스터는 석탄산에 1년쯤 담가 놓았던 창자실이 잘 녹지 않는 현상을 발견했다. 이제는 이 기간을 줄일 방법을 찾아야 했다.

어느 크리스마스 날, 에든버러 왕립 병원에서 근무하던 리스터는 환자들을 위문하러 온 늙은 바이올리니스트를 만나, 새 바이올린 줄(창자실로 만든 것이다.)이 아직 '길이 덜 들어서' 연주가 힘들었다는 이야기를 들었다. 여기서 힌트를 얻은 리스터는 곧 창자실을 '길들이는' 방법을 찾기 위해 가죽 공장을 방문했고, 가죽을 단단하게 하는 데 크로뮴산을 쓴다는 사실을 알았다. 꾸준하고 신중한 연구자였던 그는 결국 크로뮴산과 석탄산 혼합 용액에 창자실을 담그는 방법을 개발해 수술용 창자실 봉합사의 제조 기간을 48시간으로 줄이는 데 성공했다. 1881년 2월 5일자 《영국 의학 저널(*British Medical Journal*)》에 실린 그의 크롬 창자실 제조법은 지금과 별로 다르지 않을 정도로 완벽한 것이었다.

바이올린과 비슷한 옛 악기인 키트(kit)와 소화관을 의미하는 거트(gut)가 합쳐져 변화한 말인 캣것(catgut), 즉 창자실은 오늘도 내장의 봉합에 사용되고 있다.

66장

여성도, 남성도
동등하게

존스 홉킨스 의과 대학의 설립

볼티모어의 상인이며 은행가였던 존스 홉킨스(Johns Hopkins, 1795~
1873년)는 1874년에 공개된 유서에서 유산 700만 달러를 기증하며 반
은 대학 설립에 쓰고, 나머지 반은 병원을 설립하는 데 쓰도록 하라는
유언을 남겼다. 요즘 금액으로 환산하면 약 1억 달러(1200억 원) 정도
되는 이 자금을 기반으로 설립된 것이 존스 홉킨스 의과 대학과 병원
이다.

홉킨스는 1873년 작성한 유언에서 미국이 의학 교육 측면에서
유럽에 뒤떨어져 있다면서, 의학 교육의 문제점들을 극복하기 위해서
는 우수한 병원이 대학의 일부가 되어야 하고, 이렇게 긴밀하게 연계
된 두 기관을 통해 임상·교육·연구가 서로 상승 효과를 내도록 해야
한다고 당부했다. 이것은 병원과 의과 대학이 따로따로 발전해 온 당

시까지의 미국 의학의 단점을 정확히 지적하는 내용이었다.[1]

우선 이 유언을 집행하기 위한 이사회가 결성되었다.[2] 1874년에 이사회가 최초로 한 것은 새로운 대학의 책임을 누구에게 맡길 것인가를 결정하는 일이었다. 이사회는 미시간 대학교의 제임스 엔젤(James Angell, 1829~1916년), 하버드 대학교의 찰스 엘리엇(Charles Eliot, 1834~1926년), 코넬 대학교의 앤드루 화이트(Andrew White, 1832~1918년) 3명의 총장에게 각각 자문을 구했는데, 세 사람 모두 당시 40세의 나이에 캘리포니아 대학교 총장을 맡고 있던 대니얼 길먼(Daniel Gilman, 1831~1908년)을 추천했다. 한편 병원의 상임 고문으로는 국립 의학 도서관을 크게 확충한 존 쇼 빌링스가 선임되어 병원 설립과 우수 교수진 확보라는 중책을 담당하게 되었다.[3]

길먼과 빌링스는 세계 유수의 학자들과 수시로 의견을 교환하며 작업을 진행했다. 1876년 빌링스는 유럽의 주요 시설을 방문하며 병원의 계획과 설계에 관련해 가능한 한 모든 정보를 입수하기 위해 노력했고 계획이 점차 구체화되자 유럽 전역에서 우수한 교수를 영입하기 시작했다. 1884년 4월에 윌리엄 웰치가 새로 생길 대학의 병리학 교수로 임명되는데 그의 독일 연구 경험은 새로운 의과 대학의 교과 과정이나 대학 조직의 계획 수립에 큰 보탬이 되었다. 그리고 해부학의 크랭클린 몰(Franklin Mall, 1862~1917년), 약리학의 존 아벨(John Abel, 1857~1938년), 생리학의 윌리엄 하월(William Howell, 1860~1945년), 화학의 이라 렘젠(Ira Remsen, 1846~1927년), 부인과학의 하워드 켈리, 내과학의 윌리엄 오슬러 등 초기 존스 홉킨스 병원에는 미국 의학의 역사 그 자체라고 해도 될 정도로 기라성 같은 인재들이 모여들었다.

존스 홉킨스 병원의 개원식은 1889년 5월 7일에 거행되었다. 하지만 의과 대학은 예산상의 문제로 개교가 지연되고 있었는데 이 재정적 난관을 해결한 것이 메리 개럿(Mary Garrett, 1854~1915년)을 비롯한 이사회 임원의 딸들이었다.[4] 1892년 12월에 그녀는 이 대학은 대학 졸업생들만 들어올 수 있는 대학원 대학으로 만들어야 한다는 조건을 붙여 마지막까지 모자라던 기금 35만 달러를 개인적으로 기부했다. 총장이던 길먼은 이 조건을 부담스러워했지만, 결국 졸업자가 아닌 경우에는 시험을 보아서 대학 졸업과 동등한 능력을 인정받으면 입학할 수 있다는 타협이 이루어졌고 그 결과 미국 최초의 대학원 대학인 존스 홉킨스 의과 대학이 1893년 10월 개교하게 되었다. 현재에도 미국의 의과 대학 대부분이 대학에서 학부 교육을 마친 학생을 신입생으로 선발하는 것은 이 일이 계기라고 할 수 있다.

최초의 입학생은 흑인을 포함한 남자 15명과 여자 3명이었는데, 이는 이사회 임원의 딸들이 기금을 조성한 덕택이라고 할 수 있었다. 의과 대학에 여성이 입학하는 일이 쉽지 않았던 당시에 여학생이 3명이나 선발된 것은 이 학교에서만은 그런 차별이 상당히 줄어들었음을 보여 주고 있다. 신입생들을 기다리고 있었던 것은 세계 최고 수준의 젊고 우수한 교수진과 미국 최초의 완벽한 실험 시설이었다.

병원이 개원하던 1889년 웰치와 오슬러가 39세였으며, 홀스테드가 36세, 켈리가 31세, 아벨이 32세, 몰이 27세였으며 1893년에 임용되는 하월은 33세였다. 이들은 대부분 독일 유학 경험이 있는 신진

학자들이었다. 이처럼 우수한 교수들이 한창 일할 나이에 동시에 모인 홉킨스에서는 곧 독일을 능가하는 우수한 업적이 거의 모든 분야에서 쏟아져 나오기 시작했다.[5]

완전히 새로운 환경, 특히 넓은 실험실 공간과 완벽하게 보장된 학문의 자유는 존스 홉킨스 대학교를 파리나 빈에 필적하는 새로운 의학의 중심지로 만드는 데 유리하게 작용한 가장 중요한 요소들이었다. 이후 미국의 의과 대학들은 존스 홉킨스 의과 대학을 모범으로 삼아 자신들의 교육 과정이나 실험 시설을 개선해 나갔다. 그런 점에서 이 학교는 유럽보다 뒤떨어져 있었던 미국 의학을 창립자의 뜻대로 유럽과 거의 동등한 수준으로 끌어올리는 데 큰 몫을 했다고 평가할 수 있다.

67장

좌절을 딛고
물길을 열다

파나마 황열의 퇴치

1880년 파나마에서 공사를 시작한 프랑스의 운하 건설 회사는 1888년에 파산하고 말았다. 회계상의 부정이나 경영 부실 등 여러 가지 문제가 있었지만, 공사 부진의 가장 큰 원인은 아라비아의 사막보다 험난한 중앙아메리카와 남아메리카 산악 지대의 지형과 일꾼들의 목숨을 앗아가는 풍토병 황열이었다. 원래 아프리카 풍토병이었던 황열이 노예 무역과 더불어 신세계로 옮겨와 열대 기후 속에 운하 공사에 투입된 인력들을 죽음으로 몰아갔던 것이다. 1884년 프랑스의 기술자 500명이 도착한 지 1개월도 안 되어 전원 사망한 사건을 포함해, 무려 5,627명의 노동자를 죽인 이 병으로 인류는 당분간 파나마에 운하를 건설하려는 꿈을 접게 되었다.

이즈음 미국에서는 시어도어 루스벨트(Theodore Roosevelt,

1858~1919년)가 대통령으로 취임했는데, 그는 3년 전 스페인과의 전쟁 때 샌프란시스코를 출발한 전함 오리건이 카리브 만에 도달하는 데 무려 67일이나 걸린 것을 한탄하던 인물이었다. 그는 대서양과 태평양 양측에서 해군력의 우위를 유지하기 위해서는 중앙아메리카를 관통하는 운하가 절대로 필요하다고 판단하고 1903년 프랑스로부터 파나마 운하에 관한 권리를 헐값에 매입했다. 프랑스의 실패에서 교훈을 얻은 대통령은 윌리엄 골가스(William Gorgas, 1854~1920년)를 위생 감독관으로 파견했다.

1904년 골가스가 파나마에 도착했을 때 황열이 한창 맹위를 떨치고 있었다. 쿠바에서 월터 리드(Walter Reed, 1851~1902년)와 함께 이집트숲모기(*Aedes aegypti*)가 황열 바이러스를 옮기는 것을 밝혀냈던 골가스는 이 병과 묘한 인연이 있는 사람이었다. 1880년대 텍사스에 근무하던 시절 그는 언니를 보러 기지에 들린 메리 도티(Marie Doughty, 1862~1929년)를 만나 결혼했는데 황열이 계기였다. 기지에 온 그녀가 황열에 걸려서 거의 죽을 뻔하다가 살아났고 골가스는 가볍게 지나가는 황열에 걸렸다 회복될 즈음에 서로 만나 사귀게 된 것인데 두 사람은 1885년 결혼해 딸 하나를 낳았다.

골가스의 모기잡이는 쿠바 기지에서 썼던 방법을 기본으로 했다. 그는 모기가 알을 까는 장소를 없앴고, 모기가 환자의 피를 빨지 못하게 하고, 건강한 사람이 모기에게 물리지 않게 하는 각종 방법을 총동원했다. 말라리아를 옮기는 학질모기(Anopheles)도 이집트숲모기와 같은 장소에 서식했기 때문에 이는 말라리아라는 또 하나의 골칫

거리를 예방하는 방법이기도 했다.

골가스는 모기가 실내에서도 번식하는 것을 발견했다. 파나마 현지 병원이 벌레가 기어오르는 것을 막기 위해 환자 침대의 다리에 물이 든 접시를 받쳐 놓곤 했던 것이다. 그는 입원실 주변의 고여 있는 물을 모조리 없애고 모기장을 사용해서 병이 환자에게서 다른 사람으로 옮는 것을 막았다. 낡은 신문을 몇 톤씩이나 구해서 그걸로 창문을 막고 연기를 피워 모기를 쫓는 데 사용했다.

파나마에서도 관리들의 관료주의가 모기 박멸에 필요한 물자의 신속한 공급을 가로막아 갓 부임한 골가스를 애태웠다. 그러나 1905년 4월 황열이 유행해 47명의 일꾼이 죽은 다음부터는 골가스가 직접 예산과 물자를 확보할 권한을 가지게 되었다. 그 후 수개월에 걸쳐 그는 9만 달러어치의 모기장용 창문 철망을 구입했고, 모기가 있다는 연락만 받으면 즉시 출동하는 특수 위생 관리 팀을 운영했다. 그는 환자의 이동 경로를 조사해 어디서 병을 옮아왔는지 추적해 냈다. 필요하면 몇 번이라도 집을 연기로 소독했고 개인 주택마다 뚜껑 없는 용기에 물을 받아 두는 파나마의 오랜 관습을 금지했다. 또 습지의 물을 빼고, 배수로를 청소하고, 길을 포장하고, 배관을 새로 깔았으며 대량의 살충제를 뿌렸다. 그 결과 모든 마을이 정글 속의 촌락에서 주택, 학교, 교회, 공회당 등이 완비된 도시로 다시 태어났고 12월이 되자 운하 지역에서 황열이 사라지게 되었다.

파나마 지역 황열 예방 사업의 성공이 언론을 통해 알려진 1911년, 골가스는 앨라배마 주립 대학교의 총장이 되어 달라는 제의를 받았으나 운하가 완공되는 것을 끝까지 지켜보고 싶다는 일념에서 정중히 사양했다. 그는 운하 공사를 처음부터 끝까지 지켜본 유일한 미국 관리였으며 제1차 세계 대전 때는 미군의 의무감으로서 병사들의 건강을 지키는 데 힘썼다. 이때에도 그는 록펠러 재단의 좋은 대우를 거절하고 부상당한 병사들의 치료에 전념한 것으로 알려져 있다.

개인으로서의 골가스는 동정심이 넘치고 인정 많은 의사였다. 그의 환자 중의 어떤 사람은 골가스의 진찰을 받기 위해서라면 황열에 걸려도 좋다고 이야기할 정도였다. 이런 그의 성품은 위생 담당관들이 그의 소독 작업을 이해하고 따르도록 하는 데 큰 도움이 되었다.

1918년 은퇴 후 그는 남아메리카에서 황열을 퇴치하려는 록펠러 재단의 사업을 도왔고, 그 사업 이후 남아프리카의 황열 퇴치 캠페인에 동참하기 위해 가는 도중 런던에서 사망했다. 그의 장례는 세인트 폴 교회에서 성대히 치러졌고 유해는 워싱턴 D. C. 외곽의 알링턴 국립묘지에 매장되었다.

황열 바이러스에 대한 백신은 1937년 개발되었으나 최근 아프리카에서는 다시 발병이 증가하는 추세를 나타내고 있다고 한다. 모기를 퇴치하는 방법과 더불어 백신의 충분한 공급이 요망된다.

68장

사람의 뇌를
들여다보다

컴퓨터 단층 촬영

1896년 세계를 놀라게 한 '엑스선 발견' 사건은 사람들의 일상 생활에도 적지 않은 영향을 미쳤다. 의뢰인의 뼈 사진을 찍어 주는 영리 목적의 엑스선 촬영소가 여러 곳에 생겨나 손님을 끌었으며, 같은 해 12월에는 골절 부위를 촬영한 엑스선 사진이 최초로 재판의 증거물로 채택되기도 했다. (의사의 지시대로 체조를 했더니 병이 더 악화되었다며 골절을 간과한 의사를 상대로 소송을 건 법대생이 승소했다.)

한편 뢴트겐 자신은 엑스선의 의학적 이용에 대해서 별로 관심을 보이지 않았다. 엑스선 발견 후 그가 쓴 논문들은 모두 엑스선의 물리적 성질에 관한 것들뿐이었다. 그러나 세계 각지의 의학자들은 이미 의료용, 특히 진단용으로서 엑스선의 가치를 깨닫고 있었다. 엑스선은 지금까지 접근이 어려웠던 몸속의 상태를 보여 주는 중요한 도구였다. 골절의 확인, 몸에 박힌 총알이나 파편의 발견에 유사 이래 이토록 위력을 발휘한 진단 기구는 없었다. 지금껏 청각, 후각, 미각, 촉각의 네 가지 감각에만 의존하던 의사들이 시각이라는 무기를 하나 더 갖추게 된 것이라고 해도 과언이 아니었다.

엑스선 발생 장치의 성능이 개선됨에 따라 진단이 가능한 장기의 목록이 추가되기 시작했다. 월터 캐넌(Walter Cannon, 1871~1945년)은 1897년에서 1898년에 걸쳐 거위를 사용한 연구에서 비스무트(bismuth)나 바륨의 혼합물을 먹이면 이 방사선 불투과성 부유액으로 소화관의 모습이 선명하게 나타남을 증명했다. 이 원리를 이용해 바륨을 환자에게 마시게 한 다음 사진을 찍는 '위장관 조영술'이 개발되었다. 곧이어 에바츠 그레이엄(Evarts Graham, 1883~1957년)과 워런 콜(Warren Cole, 1898~1990년)이 담낭을 촬영할 방법을 개발했고, 모세스 스윅(Moses Swick, 1900~1985년)은 아이오딘 용액을 요관에 주입하는 방법을 써서 방광과 콩팥의 진단을 가능케 했다. 수년 후에는 혈관에 주입할 수 있는 조영제가 개발되어 심장을 비롯한 순환계의 진단 역시 가능해졌다. 그렇지만 뇌의 진단만은, 이 장기를 둘러싸고 있는 두꺼운 뼈로 말미암아 오랫동안 의학계의 숙제로 남겨져 있었다.

1967년 EMI 사에 근무하던 고드프리 하운즈필드(Godfrey Hounsfield, 1919~2004년)와 제임스 앰브로스(James Ambrose, 1923년~)는 불가능하다고 여겨져 왔던 뇌의 구조를 엑스선으로 촬영하려는 계획을 실행에 옮겼다. 하운즈필드는 초점을 일정하게 맞춘 엑스선을 여러 각도에서 방사해 신체의 단면을 촬영한 후 그 데이터를 컴퓨터로 처리한 화상을 만들어 내는 데 성공했는데, 이 원리를 이용하면 아직까지 잘 밝혀지지 않았던 뇌의 구조를 밝혀낼 수 있을 터였다. 그러나 아무 생각 없이 정육점에서 사온 소의 뇌를 촬영한 이 실험은 참담한 실패로 끝났다. 전통적인 도살 방법에 따라 머리를 구타당해서 죽은 소 뇌의 구조물에 혈액이 스며들었고, 그 때문에 원래 있어야 할 구조물 사이의 밀도 차이가 나타나지 않았던 것이다. 실의에 차 실험을 포기하기 직전에 이 사실을 깨달은 두 사람은 실험 재료를 유대교 식으로 도살해 완전히 피를 뺀 소의 머리로 바꾸었고, 결국 깨끗하고 분명한 뇌 영상을 얻을 수 있었다.

EMI 사의 중역 회의는 만장일치로 오늘날 CT로 불리는 컴퓨터 단층 촬영 장치의 개발을 결정했다. 역사상 최초의 사람 뇌 단층 촬영은 1972년 EMI 본사에 가까이 위치한 조그마한 병원에서 성공적으로 시행되었다. 하운즈필드는 1979년 노벨 생리·의학상을 받았다.

69장

영생의 열쇠가 될까?

장기 이식의 발전

피부나 각막과 같은 단순한 장기가 아닌 체내에서 일정한 기능을 담당하는 기관들을 이식하는 것은 20세기가 될 때까지 불가능한 일이었다. 그 이유는 크게 두 가지를 들 수가 있었는데 작은 혈관을 막히지 않게 이어 주는 미세 수술 기술의 부족과, 수술 후 이식한 장기가 염증을 일으키며 손상되어 버리는 현상, 즉 거부 반응이라는 면역학적인 문제였다.

그중 장기 이식을 위해서 꼭 통과해야 할 외과적 난관이었던 혈관 봉합 기술은 1910년대에 확립되었다. 동맥을 자르고 이어 줄 때 혈관 조직에 상처를 주지 않으면서 잠시 피가 흐르지 않도록 집어 주는 가위 모양의 동맥 겸자가 발명되고, 양측 혈관 단면을 삼각형처럼 만들어 서로 꿰매 주는 방법이 고안된 것이다. 미국의 알렉시스 카렐은 이 삼각 봉합법(triangulation)을 이용한 (장차 인간의 장기 이식에 도움이 되는) 동물 이식 실험 연구로 노벨상을 받았다.

수술 방법이 확립되자 의사들은 인체에 2개씩 있어서 비교적 다루기 쉬운 콩팥 이식에 우선 도전하기 시작했으나 결과는 그리 좋지 않았다. 그러다 1967년에 남아프리카공화국의 크리스천 버나드가 심장 이식 수술에 성공하자 (비록 환자는 수술 후 3주를 살았을 뿐이었지만) 세계 의학계에 장기 이식 수술의 대유행이 불어 닥쳤다. 그러나 아무리 수술이 성공해도 이식한 장기가 오래가지를 않아 결국 거부 반응 극복이 중요하다는 사실을 새삼 깨닫게 되었을 뿐이었다.

최후의 장애였던 거부 반응을 해결하려면 인체의 면역력을 억제할 필요가 있었다. 이를 위해 의사들은 1960년대 후반부터 몇 가지 면역 억제제를 사용하고 있었다. 그러나 획기적인 변화가 일어난 것은 1972년의 일이었다. 스위스 제약 회사 산도스의 연구진이 노르웨이의 흙 속에서 발견한 곰팡이로 새로운 면역 억제제를 개발한 것이다. 강력하면서도 비교적 부작용이 적은 면역 억제제 시클로스포린은 당시 18퍼센트에 불과하던 간 이식 성공률을 일거에 68퍼센트로 향상시키는 기적적인 효과를 보였다.

한편 1960년대 후반 하버드 의과 대학의 브리검 병원이 머리에 총을 맞아 뇌사 상태인 경찰관으로부터 떼어 낸 간을 말기 간 기능 상실 상태의 환자에게 이식하자, 아직 심장이 뛰는 사람의 장기를 적출하는 행위에 관해 많은 윤리적 논란이 일었다. 하버드 대학교는 이 사건을 계기로 1968년에 독자적으로 뇌사 판정에 관한 기준을 정했고 1974년에는 미국 정부가 뇌사를 법률로 인정하기에 이르렀다. 오늘날 세계 각국이 수용한 뇌사의 개념은 이식에 쓰일 장기 공급량을 늘리는 데 크게 기여했다.

장기 이식의 성공적인 역사는 수백 년에 걸친 의학 연구의 결실이라고 할 수 있다. 불과 수십 년 전만 해도 장기 이식의 성공과 실패를 좌우하던 혈관 봉합 기술이나 거부 반응 조절의 문제들은 오늘날 대부분 해결되었다. 아직 개선해야 할 점이 일부 남아 있다고는 하지만, 조금 과장되게 말해, 시클로스포린 이후 장기 이식은 단지 외과의 기술적인 문제가 되고 말았다. 공여자만 있다면 심장도 간도 콩팥도 새로운 것으로 바꿀 수 있는 의학의 시대가 열린 것이다.

70장

최후의 관문을 열다

개심술에서 심장 이식까지

인류에게 있어서 혼자 박동하며 혈액으로 가득 찬 심장은 생명을 상징하는 장기였다. 고대 이집트 인은 심장에서 생명이 유래한다고 생각했고, 아즈텍 인은 노쇠한 태양이 생기를 잃을까 걱정해 인간의 심장을 제물로 바쳤다. 수천 년에 걸쳐 의학적 사망의 기준은 심장이 멈추는 것이었으며, 사람의 심장을 수술한다는 것은 감히 상상조차 하기 어려운 일이었다.

이 아무도 시도할 생각조차 하지 못하던 심장 수술에 처음으로 도전한 의사가 '개심술의 아버지'로 불리는 월튼 릴레헤이(Walton Lillehei, 1918~1999년)였다. 그는 미네소타 의과 대학의 동료들로부터는 위험한 수술을 마구 시행하는 무모한 성격의 소유자라는 평판을 듣기도 했고, 젊어서 림프샘 암이라는 절망적인 병에 걸리기도 했지만, 심장병의 외과적 치료라는 꿈을 실현하기 위해 꾸준한 연구와 동물 실험을 바탕으로 모두가 엄두도 내지 못했던 생명의 장기, 심장에 대한 수술을 개척한 선구자였다.

그의 최초의 업적은 1952년 9월, 동료 존 루이스(John Lewis, 1916~1993년)와 함께 5세 여아의 심장에 난 구멍을 막아 주는 수술에 성공한 것이었다. 수술 중 체온을 낮게 유지하면 조직 손상을 최소화할 수 있음을 동물 실험으로 확인했던 그는 이 수술에서 심장의 대사를 낮추는 저체온법을 쓰는 한편, 심장으로 들어오는 큰 혈관을 잠시 집게로 집어 심장 속을 비운 후, 심장을 칼로 열고 선천적으로 생겨 있던 구멍을 최대한 신속하게 꿰매는 방법을 썼다. 이는 요즘은 쓰지 않는 매우 위험한 방법이었지만, 당시로는 선택의 여지가 없었던 최선의 수법이었다.

수술할 동안 심장을 대신해 체외로 혈액을 순환시키는 장치가 개발되기 전이던 당시에 심장을 여는 수술의 가장 큰 문제점은 일정 시간 내에 수술을 끝내지 못하면 혈액 공급이 차단된 조직, 특히 뇌세포가 죽어 버리는 것이었다. 따라서 수 분 이상 시간이 걸리는 수술은 불가능했다. 그러나 릴레헤이는 1954년에 아버지와 아기의 혈관을 서로 연결시켜, 아기의 심장을 수술하는 동안 아버지의 심장이 아기의 혈액을 대신 순환시키도록 하는 교차 순환법을 도입해 이 문제를 극복했다. 그는 후일 체외 순환 펌프가 개발될 때까지 이 독창적인 방법을 사용해 40여 건의 심장 수술을 시행했다.

그 후 스승의 가르침을 이어받은 리처드 롤런드 로어(Richard

Rowland Lower, 1929~2008년), 노먼 에드워드 셤웨이(Norman Edward Shumway, 1923~2006년) 등은 1959년까지 여러 새로운 장비와 수술 방법을 고안해 최후의 관문이라고 여겨지던 심장 이식 수술을 기술적으로 가능하게 했으며, 또 한 명의 제자였던 남아프리카공화국의 크리스천 버나드는 미네소타에 유학 후 본국에 돌아가 1967년 최초로 심장 이식 수술에 성공했다.

학자들은 면역 반응이라는 더 어려운 문제를 해결한 콩팥 이식의 성공이 의학적으로 더 의미가 있는 사건이라고 평가한다. 그 후에 이루어진 최초의 심장 이식은, 공여자를 어떻게 구하는가 하는 윤리적인 면을 고려하지 않는다면, 단순한 기술의 문제에 불과했다는 것이다. 그러나 대중에게는 아직도 심장 이식이 훨씬 더 심오하고 어려운 의료 행위로 느껴진다. (심장을 생명의 근원으로 생각하던 인류의 집단 무의식 때문일까?)

어쨌든 이처럼 남의 심장까지도 받을 수 있게 된 현대 심장 외과의 눈부신 성취가 그 출발점을 개심술이라는 무모해 보이는 개념을 처음 도입해 인류의 오랜 고정 관념을 깨트린 월튼 릴레헤이에 둔다는 사실에 이의를 제기할 사람은 많지 않을 것 같다.

71장

"좋았어. 이젠 돌이킬 수도 없게 되었군."

최초의 심장 이식

역사상 최초의 심장 이식은 남아프리카 케이프타운의 그루트 슈어라는 이름 없는 병원에서 이루어졌다. 미네소타에서 연수를 마치고 1958년 고국으로 돌아온 크리스천 버나드는 케이프타운 대학교의 관련 병원인 이곳에서 이식 팀을 조직하기 시작했다. 그렇게 구성된 팀의 면면은 훌륭했지만, 병원의 설비는 미국의 어느 이식 센터보다도 못한 원시적인 것이었다.

버나드는 자신의 상사였던 벨바 슈라이어(Velva Shrire, 1916~1972년)에게 심장 이식의 허가를 받은 후 적당한 환자를 물색하고 있었다. 슈라이어는 루이스 와슈칸스키(Louis Washkansky, 1913~1967년)라는 55세의 백인 환자를 소개해 주었다. 그는 사람 좋은 세일즈맨으로 당뇨병, 관상 동맥 질환, 울혈성 심장 기능 상실로 2년 동안이나 사경을 헤매던 터였다. 1967년 11월경 버나드는 "상태가 나쁜 심장을 정상인 심장으로 바꾸면 정상적인 생활을 할 가능성이 있다."라며 와슈칸스키를 설득했다. 환자는 아무 망설임 없이 승낙했다. 심장 공여자가 나타나기만 기다리던 몇 주 사이에 환자는 폐수종이 악화되고 있었다. 죽음이 다가왔다는 징조였다.

1967년 12월 2일 토요일 오후, 25세의 데니스 다발(Denise Darvall, 1942~1967년)이 그루트 슈어 병원에서 1.6킬로미터 떨어진 빵가게 앞에서 속도를 줄이지 못하고 돌진한 차에 치이는 사고가 발생했다. 뇌사 상태에 빠진 그녀는 병원으로 옮겨졌다. 데니스가 병원에 도착하자 버나드는 놀라서 경황이 없는 그녀의 아버지와 이야기를 나누었고 얼마 후 버나드의 조수가 다음과 같이 제의했다. "이 병원에 한 남자 환자가 죽어 가고 있습니다. 만약 따님의 심장을 사용하는 것을 허락해 주신다면 우리는 그의 생명을 구할 수 있습니다." 버나드의 회고에 의하면 다발의 아버지 에드워드는 다음과 같이 말했다고 한다. "딸의 목숨을 구할 수 없다면 그분의 목숨이라도 구해 주시지요." 데니스 다발은 누구에게나 장기를 줄 수 있는 O형 혈액의 소유자였다.

곧 비상 연락망을 통해 이식 팀이 소집되었고 12월 3일 새벽에 수술이 시작되었다. 다발의 심장이 완전히 정지한 후 의사들이 사망을 확인하자 대기하던 버나드가 그녀의 심장을 절제해 보관 용액에 담근 다음 와슈칸스키의 병들어 비대해진 심장도 떼어냈다. 2개의 심장을 바라보며 그는 이렇게 중얼거렸다. "좋았어. 이젠 돌이킬 수도 없게 되었군."

수술은 5시간이 걸렸다. 새 심장이 다시 뛰고 박동이 규칙적인 것을 확인한 이식팀은 인공 심폐기를 환자로부터 분리했다. 1시간 후 의식을 회복한 환자는 이틀 후에는 달걀과 토스트를 먹을 수 있을 정도로 회복되었다. 수술 후 6일째 거부 반응을 예방하기 위해 스테로이드가 투여되자 상태는 더욱 좋아진 것처럼 보였다.

그러나 불행은 시작되고 있었다. 수술 후 13일째, 폐의 엑스선 사진에 폐렴을 의심케 하는 이상이 발견되었고 이틀 후 호흡 곤란이 나타났다. 17일째의 밤 와슈칸스키의 폐는 흡입 산소 농도를 아무리 높여도 혈중 산소 농도가 오르지 않는 의학적 질식 상태에 빠졌다. 12월 21일 새벽 6시 30분, 데니스 다발의 심장은 영원히 멎었다.

다음 날 아침 검시에 입회한 의사들은 면역력이 약화된 환자에서 자주 관찰되는 세균성 폐렴으로 고인의 폐가 대부분 손상된 것을 확인할 수 있었다. 그러나 이식했던 심장과 수술 부위에는 아무런 문제가 없었다. 버나드의 수술 자체는 성공적이었던 것이다.

환자는 죽었지만 이로써 버나드의 이름은 전 세계에 알려졌다. 그는 미국으로 날아가 NBC와 CBS 텔레비전에 출연했다. 《타임 (Time)》은 그를 표지에 실었고 린든 존슨(Lyndon Johnson, 1908~1973년) 미국 대통령은 그를 자신의 목장에 초대했다. 남아프리카공화국은 버나드의 위업이 국가의 승리라며 추켜올렸다. 그는 이런 것들을 즐겼다.

"토요일에 나는 남아프리카의 이름 없는 외과 의사였지만, 월요일에는 세계적으로 유명해져 있었다."라는 버나드의 말대로 심장 이식은 외과 의사들을 유명하게 만드는 지름길이었고, 그 후 2년간 세계 각지에서는 봇물이 터진 듯 심장 이식 수술이 유행했다. 그러나 이 기간 동안 65개의 외과 팀이 시행한 170 증례의 수술은 1년 넘게 산 환자가 15퍼센트에 불과할 정도로 결과가 참담했다. 이처럼 거부 반응이라는 벽에 막힌 심장 이식 열기는 1971년 말에는 거짓말같이 싸늘하게 식어 버렸다. 결국 심장 이식이 필요한 환자는 시클로스포린이라는 우수한 면역 억제제가 널리 보급되는 1970년대 말에서 1980년대 초까지 기다려야만 했다.

한편 염원하던 세계 최초의 심장 이식 성공으로 부와 명예를 얻은 버나드는 1970년 21년간 같이 살았던 아내와 이혼하게 된다. 두 번째 결혼도 파국으로 끝난 뒤인 1987년, 그는 23세의 모델과 세 번째로 결혼했다.

72장

거부 반응이라는 벽을 넘어

콩팥 이식의 시작

1954년 가을 보스턴의 피터 벤트 브리검 병원에 한 통의 전화가 걸려왔다. 콩팥 기능 상실로 죽어 가는 23세의 한 젊은이에게 건강한 쌍둥이 형제가 있는데 콩팥 이식이 가능하지 않을까 하는 문의였다.

브리검 병원은 신장병에 관한 한, 그야말로 준비된 시설이었다. 세계의 혈액 투석 연구를 선도하던 이 병원은 최신 투석 센터를 가지고 있었으므로 각지에서 수많은 신장병 환자들이 모여들었다. 그뿐만 아니라 병원에는 이식 전문 외과 의사이면서 뛰어난 연구자였던 조지프 머리가 있었다. 100마리도 넘는 개에 콩팥 이식을 시행한 경험이 있던 그는 수술 기술로는 누구에게도 뒤지지 않는 훌륭한 의사였다.

사람의 일란성 쌍둥이끼리 장기를 이식해도 거부 반응이 일어나지 않는다는 사실은 당시에는 예측에 불과했다. 피부 이식을 해 보니 그렇더라는 논문이 몇 편 있었을 뿐이었다. 머리도 마음속으로는 확신하던 바였지만, 걸음마 단계에 있던 면역학이나 유전학은 아직 이런 현상을 정확히 설명할 수가 없었다.

보스턴 경찰서가 리처드 헤릭(Richard Herrick, 1931~1963년)과 로널드 헤릭(Ronal Herrick, 1931~2010년) 형제는 지문이 동일한 일란성 쌍생아라는 결론을 내릴 때까지 머리의 입에서는 이식이라는 단어조차 나오지 않았다. 브리검 병원은 더한층 신중을 기했다. 수술 팀은 건강한 사람이 남을 위해 자신의 주요 장기를 떼어 내는 윤리적인 문제에 관해서도 많은 충고와 의견을 들었다. 로널드는 수술에 관한 설명을 들었다. 그는 콩팥을 하나 떼어 내면 건강에 문제가 생길까 봐 걱정하고 있었다. 의사들이 평생 로널드를 돌보아 주겠다고 약속하자 결국 그는 콩팥 제공에 동의했다.

1954년 12월 23일 아침 9시 53분, 비뇨기과 전문의 존 하트웰 해리슨(John Hartwell Harrison, 1909~1984년)이 분리한 로널드의 콩팥을 외과 과장 프랜시스 무어(Francis Moore, 1913~2001년)가 스테인리스 용기에 담아 옆 수술실로 옮겼다. 머리는 이를 리처드의 콩팥을 떼어 낸 자리에 넣고 혈관과 요로를 차례로 연결했다. 수술은 성공적으로 끝났다. 의식이 혼미하고 얼굴도 푸석푸석하던 리처드는 수술 하루 만에 맑은 정신을 되찾았고 생기가 돌았다. 무엇보다 중요한 사실은 리처드에게 거부 반응이 나타나지 않았다는 것이었다. 이식된 콩팥은 그 후 8년 동안 정상적으로 작동했다.

이로써 세계 최초의 성공적인 콩팥 이식이 이루어졌다. 보스턴은 콩팥 이식에 관한 한 파리나 런던보다 한 발 앞서게 되었고, 일란성 쌍생아는 장기를 이식하더라도 거부 반응이 일어나지 않는다는 사실이 확인되었다. 그러나 이식 수술을 가로막는 장애물이 완전히 해결된 것은 아니었다. 머리의 표현을 빌리자면 거부 반응은 일란성 쌍둥이라는 편리한 도구로 '잠시 우회되었을 뿐'이었다. 1990년 그는 장기 이식 수술과 그에 관련한 연구 업적으로 노벨 생리·의학상을 받았다.

73장

두 번이나 생명을 준 어머니

모자 간 콩팥 이식

콩팥 이식을 위해 세계의 의사가 서로 치열한 경쟁을 벌이던 1952년 12월 18일, 마리우스 레나드(Marius Renard, 1936~1953년)라는 15세 된 파리의 기와장이 소년이 지붕에서 떨어지는 불행한 사고가 일어났다. 소년은 오른쪽 콩팥의 병목 부위가 터지는 중상을 입었고, 혈관과 요로가 각각의 연결 부위에서 끊어져 콩팥을 떼어 낼 수밖에 없는 상황이었다. 그런데 긴급 수술로 한쪽 콩팥을 떼어 낸 소년은 이상하게도 소변을 보지 못했다. 뒤늦게 이 소년이 선천적으로 콩팥이 하나밖에 없는 기형이라는 것을 안 의사들은 당황했다. 소년에게 남겨진 유일한 방법은 새 콩팥의 이식뿐이었다.[1]

소년의 어머니는 하루가 다르게 상태가 악화되는 아들을 살리기 위해 자신의 콩팥을 이식해 달라고 끈질기게 의료진을 졸랐다. 청진기를 발명한 라에네크의 근무지로 유명한 네케르 병원의 장 앙부르거(Jean Hamburger, 1909~1992년)는 이를 받아들여 콩팥 이식을 시도하기로 결정했다.

크리스마스인 12월 25일 저녁 수술이 시작되었다. 수술팀이 어머니의 콩팥을 아들에게 연결하는 봉합을 끝내고 혈관과 요로의 집게를 풀자 곧 소변이 정상적으로 생성되기 시작했다. 며칠이 지나자 콩팥의 기능을 나타내는 혈액 속의 각종 노폐물 농도도 정상으로 돌아왔다. 그러나 이 상태는 유지되지 못했고 수술 후 22일째 되던 날 이식한 콩팥은 기능을 멈추었다. 소년은 10일 후 사망했다.

언론을 통해 상세하게 전해진 이 안타까운 사연은 전 세계에 커다란 파문을 일으켰다. 이식 수술이 거의 이루어지지 않았던 당시에, 어머니가 아들에게 두 번씩이나 생명을 주었다는 아름다운 이야기는 오늘날 우리가 상상할 수 없을 만큼 깊은 감동을 주었던 것이다.

이 수술은 의학적인 면에서 많은 새로운 사실을 알려 주었다. 이식된 콩팥에서는 동맥의 협착이나 혈전이 발견되지 않았으므로 수술에는 문제가 없었다고 판단되었다. 만성 콩팥 기능 상실 환자는 콩팥에 해로운 물질이 생겨 거부 반응을 촉진한다는 종래의 가설도 부정되었다. 그러나 무엇보다도 중요한 성과는 수술 후의 무뇨 증상이 동물 이식 실험에서 나타나는 면역학적 거부 반응과 같다는 사실을 확인한 것이었다.

1960년이 되자 프랑스의 장 도세(Jean Dausset, 1916~2009년)에 의해 1958년에 발견한 사람 백혈구 항원이 거부 반응을 좌우한다는 사실이 밝혀졌다. 의사들은 이제 백혈구 항원이 비슷한 사람끼리 장기를 이식함으로써 거부 반응 확률을 최소한으로 줄일 수 있게 되었다. 때맞추어 도입된 아자티오프린(azathioprine)이나 프레드니손(prednisone)과 같은 면역 억제제도 거부 반응 극복에 도움이 되었다.

모자간 콩팥 이식이 실패한 지 10년이 되던 1964년 10월 9일, 네케르 병원의 수술팀은 세계 최초로 시체에서 떼어 낸 콩팥을 환자에게 이식하는 데 성공했다. 도세는 사람 백혈구 항원 발견의 업적으로 노벨상을 받았다.

74장

"노력하는 동안은
실패한 것이 아니다."

최초의 시험관 아기

1978년 7월 25일 밤, 올드햄 병원의 산부인과 병실에 한 간호사가 뛰어 들어왔다. "저와 같이 가서 따님을 만나 보세요. 부인은 무사하세요." 이 말을 들은 존 브라운(John Brown, 1941~2006년)은 말없이 일어나 주먹으로 벽을 치며 울기 시작했다. 정신을 가다듬은 존은 수술실까지 수십 미터를 달려가 요람에서 아기를 안아 들고 이렇게 외쳤다. "믿어지지 않아요! 무슨 말을 해야 할지 모르겠어요!" 그는 최면술에 걸린 듯 금발에 파란 눈을 가진 아기를 바라보고 있었다. 아쉽게도 아직 마취가 깨지 않은 산모 레슬리 브라운(Lesley Brown, 1948~ 2012년)만은 이 감동적인 장면을 볼 수가 없었다. 최초의 시험관 아기 루이스 브라운(Louise Brown, 1978년~)은 이렇게 제왕 절개로 태어났다.

치즈 공장에서 일하는 레슬리의 남편 존은 트럭 운전 기사였다. 존은 레슬리보다 일곱 살 많았는데 이 부부에게는 결혼 후 9년이 지나도록 아이가 생기지 않았다. 통계적으로는 결혼한 부부 10쌍 중 한 쌍이 아이를 가질 수 없다고 하며 이런 상태를 의학적으로는 불임 이라고 한다. 레슬리의 불임은 난관이 이전의 자궁 외 임신으로 심하 게 손상되었기 때문이었다. 루이스의 탄생에서 보듯 불임을 극복하는 방편인 체외 수정에 최초로 성공한 것은 케임브리지의 생리학 강사 로 버트 에드워드(Robert Edwards, 1925~2013년)와 영국 북부의 작은 마을인 올드햄의 산부인과 의사 패트릭 스텝토(Patrick Steptoe, 1913~1988년)였다.

에드워드가 인간의 체외 수정에 관심을 가진 것은 1960년부터 였지만 그의 연구는 실패의 연속이었다. 난자의 배란과 수정란의 착 상에 관여하는 호르몬이 차례차례 발견되고 그 역할이 밝혀질 때까지 20년 동안 지속된 그의 실패는 어쩌면 당연한 것이기도 했다. 여하튼 그는 끈기 있게 실험을 계속했다. 한편, 스텝토는 처음으로 배안보개 (복강경)를 사용해 난자를 채취하는 데 성공한 의사였다. 그의 뛰어난 기술이 없었다면 시험관 아기의 탄생은 더욱 늦어졌을 터였다. 1968년 학회에서 만난 두 사람은 의기투합해 공동 연구를 시작했고, 이때부터 에드워드에게는 300킬로미터나 떨어진 케임브리지와 올드햄 사이를 시도 때도 없이 왕복해야 하는 힘겨운 생활이 10년이나 지속되었다.

"노력하는 동안은 실패한 것이 아니다."라는 신념으로 무장한 두 사람은 반복되는 실패에도 불구하고 결코 포기하지 않았다. 이윽 고 끝이 없을 것 같았던 시행착오에 종지부를 찍을 날이 왔다. 1977년 11월부터 4명의 산모가 연속적으로 임신에 성공했던 것이다. 그중 1명은 21주째에 시행한 양수천자의 후유증으로 유산했고, 다른 1명은 유전적 이상이 발견되어 유산시킬 수밖에 없었다. 남은 둘 중 먼저 태어난 아기가 루이스였다.

루이스 이후 20년간 세계 각국에서는 15만 명이 넘는 아기가 체외 수정을 통해 태어났다. 1982년 두 번째 아기를 체외 수정으로 낳은 레슬리 브라운은 아이들과 함께 텔레비전 프로그램에 출연하기도 하며 보조 생식술의 홍보에 협력하고 있다.

후주

1장 고대인의 지혜

1. 아프리카 원산지의 내한성 식물 로벨리아(*Lobelia erinus*)에 함유되어 있는 알칼로이드의 하나.

3장 시행착오의 승리

1. 폴란드 남서부 돌니실롱스크 주의 주도인 이곳은 당시 독일 제국에 속하면서 중부 유럽에서 손꼽히는 대도시 중 하나였다. 1945년 이후 포츠담 선언에 따라 폴란드 영토가 되면서 브로츠와프(Wrocław)로 이름이 바뀌었고, 대학교도 브로츠와프 대학교가 되어 지금에 이르고 있다.

2. 알레르기의 주 요인이 되는 면역 세포.

3. 유럽 의학계는 전통적으로 교수 한 사람이 모든 것을 결정하기 때문에 교수가 바뀌면 뜻이 맞지 않는 사람은 그만두거나 아니면 혼자서 자기 연구를 해야 했다.

4. 에를리히는 항원, 항체라는 용어를 만들어 낸 인물이기도 하다.

5. 1865년 아우구스트 케쿨레(August Kekulé, 1829~1896년)가 벤젠 고리의 구조를 밝히며,

안정된 고리 구조의 4번 탄소에 결합하는 수소 원자와 쉽게 치환 가능한 곁사슬이 각 유기 화합물의 기능을 결정한다는 가설을 발표했는데, 에를리히는 생체 조직 분자 역시 안정된 핵과 불안정한 곁사슬, 즉 화학적 수용체로 이루어지며 이 곁사슬들이 외부의 독이나 음식물, 독소 등과 생체 분자의 결합을 촉진하고 곁사슬이 혈액 내로 떨어져 나가면서 독성을 중화시키는 작용을 한다고 생각했다. 다시 말해서 세균이 몸에 들어오면 몸속 세포에 있던 곁사슬이 떨어져 나가 세균과 결합해 세균을 죽일 수 있다는 이론이었다. 즉 각각의 세균에 선택적으로 결합하는 곁사슬 분자를 만들어 혈액에 주입하면 세균이 죽게 된다는 이론이었다. 에를리히는 이 이론으로 노벨상을 받지만, 현대 의학의 관점에서 보면 틀린 이론이었다. 잘못 주어진 노벨 생리·의학상의 대표적인 예로 이 곁사슬 가설이 꼽히고 있다.

6. 페니실린의 발견자인 알렉산더 플레밍도 원래는 런던 세인트 메리 병원에서 이 주사를 놓던 접종과 의사였다.

7. 화학 물질을 전신에 투여해 병을 치료한다는 이 개념은 후일 게르하르트 도마크가 가죽 염료에서 설파제를 만들거나, 푸른곰팡이 배양액에서 하워드 플로리(Howard Florey, 1898~1968년)와 언스트 보리스 체인(Ernst Boris Chain, 1906~1979년)이 페니실린을 만들어 내는 연구에 힌트를 제공했다고 볼 수 있다.

4장 우리는 무엇으로 사는가?

1. 각기병은 역사적으로 쌀을 주식으로 하는 문화권에서, 쌀겨에 다량 존재하는 영양소인 비타민 B1이 정미 과정에서 소실되어서, 혹은 감옥이나 수용소, 또는 원양 항해를 하던 함정 등, 오랜 기간 한정된 식사를 할 수밖에 없는 집단에서 많이 발생했다. 서양에서는 흰 빵을 주식으로 하는 가난한 미국인, 또는 육류도 채소도 없이 오로지 감자만 먹었던 가난한 유럽 인에게 많이 발생했던 병이기도 하다. 그 외에도 비타민 B1이 부족해지는 경우로는 알코올 중독이 있는데 이런 환자에서는 비타민 B1의 흡수, 저장, 이용이 저해될 뿐만 아니라 알코올 대사를 위해 다량의 비타민 B1이 소모되기 때문이다.

2. 그러나 최근에는 아민기를 가지지 않는 비타민도 있다는 사실이 밝혀졌기 때문에, 마지막 e를 떼어 낸 vitamin이 이 물질의 이름으로 정착되었다.

3. 비타민 B1을 처음 분리한 것은 1916년 미국의 토머스 버 오스본(Thomas Burr Osborne,

1859~1929년)이다. 그는 우유, 효모, 쌀겨에서 이 물질을 분리했는데 같은 해에 버터에서 비타민 A를 최초로 발견한 인물이기도 했다. 비타민 B1의 자세한 화학 구조는 미국 벨 연구소의 로저 윌리엄스(Roger Williams, 1893~1988년)가 1933년에 밝혔다. 그는 이 물질을 티아민(thiamin)이라고 명명했는데 나중에 푼크의 예언대로 이 분자에 아민이 포함되어 있음을 알고 단어 끝에 e를 덧붙였다.(thiamine) 비타민 B1, 즉 티아민의 화학 구조를 밝히는 데 이렇게 오래 걸린 것은 이 물질이 음식물 중 극히 소량밖에 포함되어 있지 않고 구조도 상당히 복잡했기 때문이었다. 윌리엄스는 사업적 수완도 뛰어난 인물이었는데 자신의 개인적 시간과 자금을 들여 '항 각기 인자'를 분리한 후, 동료들과 함께 1936년에 이 물질을 합성하는 데 성공했다. 그는 특허를 취득한 후 그 사용료로 기금을 창립하고 미국 머크 사에 이를 상품화하도록 권유했는데 이로써 비타민 B1의 공업적 생산이 시작되었다. 덕분에 1937년에 100킬로그램이었던 티아민의 생산량은 30년 후에는 20만 킬로그램으로 증가했다.

8장 거부 반응 해결의 길이 열리다

1. 페니실린이 발견된 이후 많은 제약 회사가 곰팡이에서 새로운 약물을 개발하는 경쟁에 뛰어들었다. 불치병으로 알려졌던 결핵 치료의 문을 연 스트렙토마이신(streptomycin)도 흙 속에 존재하는 곰팡이에서 분리한 약물이었다. 제약 회사는 세계 각지에 직원을 보내 곳곳의 흙을 채집하는 것으로부터 신약 개발 연구를 시작했다. 본사의 연구자들은 그 흙에 어떤 곰팡이가 있으며, 그 곰팡이가 혹시 약으로 쓸 만한 특별한 물질을 만들어 내는지를 조사했다.

2. 칸의 이 연구와 관련해서 전해 오는 일화가 있는데 그가 실험실에서 약을 동물에게 투여하려고 하자 문제가 생겼다. 물에 녹지 않는 사이클로스포린의 성질은 스위스에서도 여러 연구자를 괴롭혔는데 하얀 가루약이 어떤 용매에도 녹지 않는 것이었다. 그런데 마침 그의 실험실에 순수한 올리브 기름을 실험실에 갖다 놓은 그리스 유학생이 한 명 있었다. 영국 음식에 고생하는 아들을 염려한 어머니가 샐러드에 뿌려 먹으라고 부쳐 준 것이었다. 어느 날 이 학생이 이 올리브 기름에 사이클로스포린을 섞었더니 녹기 시작했고, 덕분에 겨우 동물 실험을 진행할 수 있었다고 한다.

3. 일반적으로 이 발견은 장프랑수아 보렐이 주도한 것으로 알려져 있다. 그는 1970년부터

산도스의 면역학 부문 책임자로 근무했다. 그러나 면역학 부문이 속해 있었던 약리학 연구 부문 총책임자였던 하르트만 스타헬린(Hartmann Stähelin, 1925~2011년)은 중요한 실험이 자신의 지도 아래 이루어졌으며 보렐은 처음에는 이 약의 실험 결과에는 관심도 없었다고 증언하고 있다. 또 보렐이 시클로스포린을 자기 자신에게 가장 먼저 투여해 인체에 부작용이 없는지 실험을 했다고 주장하지만, 이것은 어디까지나 폰 가펜리드라는 연구자가 설계한 안전하고 잘 통제된 임상 연구에 수많은 피험자 중의 한 사람으로 참가했었을 뿐이라고 주장하고 있다. 정확히 이야기하자면 산도스 사 경영자를 비롯해 미국과 노르웨이의 흙을 비닐봉지에 수집해 온 사람들을 포함한 여러 연구자가 협력해서 이룬 성과였다고 해야 할 것 같다.

13장 적군에게까지 인정받은 의사

1. 이 전투에서 프랑스 군은 13만 중 사상자 3만, 러시아 군은 12만 중 사상자가 6만이었다고 한다.

14장 황제의 가장 고결한 친우

1. 때로는 가벼운 부상을 입은 환자를 먼저 치료하는 경우도 있는데, 이는 전장에 병사를 최대한 빨리 복귀시켜야 할 특수 상황에서 러시아 육군이 도입한 분류법으로 역트리아지라고 한다. 이는 가벼운 부상을 입은 의료 인력이 부상자 중에 포함되어 있을 경우 이들을 우선적으로 치료해 다른 부상자의 치료에 투입하기 위한 방법이기도 하다.

15장 비무장의 용사들

1. 한국의 위생병도 1968년 1월 21일 북한군 124군부대의 청와대 습격 사건 이전에는 비무장을 원칙으로 했다.

16장 작은 몸, 큰 마음

1. 그의 저작권은 사후 50년인 1987년에 시효가 만료되었지만, 1988년 제임스 캘러헌(Leonard James Callaghan, 1912~2005년) 전 영국 수상이 제정한 특별법으로 영원히 유효하게 되었다. 미국에서도 비슷한 법안이 만들어져 미키 마우스의 저작권을 2023년까지

연장한 사례가 있다. 유럽에서는 저자 사후 70년이 되는 2007년까지만 피터 팬의 지작권이 인정된다.

18장 석유왕의 가장 성공한 사업

1. 록펠러가 어려서 시골에 살 때 그의 할머니는 약초를 캐서 약을 직접 만들어 썼다고 한다. 록펠러의 아버지는 약초 의사를 사칭하며 다른 지역을 돌아다니며 사기에 가까운 수법으로 비싸게 팔아서 돈을 벌어 오곤 했다. 이런 과거 때문에 그가 의학에 관심을 가지게 되었다는 이야기도 있지만, 직접적으로는 자선 사업을 도와주던 게이츠 목사의 건의가 크게 작용했다고 한다.

2. 20세기 초 뉴욕에서는 뇌척수막염이 유행해서 수천 명이 사망했다. 플렉스너는 이 병을 고칠 항혈청을 만들어 1911년 초에 뉴욕 보건 당국이 개입할 때까지 무료로 시민에게 공급, 의학 연구소의 명성을 떨쳤다. 이 일로 이미지가 좋아진 록펠러는 상당히 흡족해 하면서 연구소에 기부를 더 많이 했다고 한다.

24장 훌륭한 의사의 조건이란

1. 살레르노 의학교는 11세기 중엽 2명의 기독교인이 설립했는데 한 명은 유대 인이고 다른 한 명은 사라센 인이었다는 전설이 전해 온다. 살레르노 의학교의 실제 창시자인 콘스탄티누스 아프리카누스(Constantinus Africanus, 1020~1099년)는 카르타고 출신 이슬람교도였으나 개종해 몬테카시노 수도원에서 창건된 베네딕트회의 성직자가 된 인물이다. 그 후 시칠리아 왕이기도 한 신성 로마 제국 황제 프리드리히 2세(Friedrich II, 1194~1250년)가 자신의 영지에 있던 살레르노 의학교를 정식으로 승인했다. 왕의 명령에 따라 입학생은 논리학을 3년, 내과와 외과를 5년 배운 다음 다시 경험 있는 의사의 지도 아래 1년간 실습을 해야 했다. 외과 의사는 여기에 더해 해부학도 공부해야 했다.

2. 이 형제회는 1260년경 외과 의사들이 결성했다. 파리 외과의 동업조합에 선서를 하고 가입한 외과 의사의 단체로, 스스로를 조합의 엘리트라고 자부하면서 이제는 수염이나 머리를 깎는 일 대신 외과만을 취급한다고 주장했다. 그리고 '3개의 연고 통'을 그린 간판을 걸고 성 고스마와 성 다미아노를 그린 깃발을 내걸었으며 긴 가운을 입었다. 이들은 수 세기 동안 이발 외과 의사와 다른 처우를 받으며 파리 의과 대학과는 독립적인

자세를 유지하기 위해 투쟁했다. 밀라노 출신인 란프랑코는 이 학교의 교장이 되었다.

3. 인체 해부가 재개된 것은 13세기 말, 즉 1281년의 볼로냐에서였는데 그 후 파도바, 베네치아, 피렌체, 몽펠리에 등의 도시에서도 시행되었지만 극히 드물었다. 1316년 최초의 해부 지침서를 볼로냐의 몬디노 데 루치(Mondino dei Liucci, 1270~1326년)가 저술했고 1464년에는 해부용 특별 강당이 파도바에 건설되었다. 숄리아크 본인도 해부학에 조예가 깊었는데 정식으로 의사 1명당 매년 시체 1구씩 해부가 허용된 것은 1376년의 일이었다.

27장 실험으로 혈액 순환론을 증명하다

1. 파도바 대학교는 원래 학생들이 만든 학교로, 베네치아 공화국의 영향 하에서 교황의 지시에 따르지 않고 비기독교인이나 유대 인에게도 학위를 준 진보적인 곳이었다. 당시 이 대학은 각국 유학생 대표로 구성된 학생회가 교수 임용 등 학교를 관리하고 있었다. 우수한 교수가 많은 것으로 유명했던 이 학교에는 갈릴레오가 수학을 가르쳤다. 하비는 여기서 영국 대표로 학생회 대의원을 역임했다고 한다.

2. 이 시대에는 박사가 굉장히 드물었다. 약간 시대 차가 나기는 하지만 15, 16세기에 옥스퍼드에서는 2년에 한 명 정도 박사를 배출했고 가장 진보적이어서 박사를 많이 주는 파도바 대학교도 신학, 법학, 의학을 통틀어서 1년에 10명 정도를 배출했다고 한다.

3. 혈액 순환설은 말피기가 모세 혈관을 발견함으로서 완성되었다고 할 수 있는데 폐의 모세 혈관에서 산소와 이산화탄소를 교환한다는 것은 한참 뒤인 18세기 말에 프랑스의 라부아지에 등의 화학자들이 밝혔다. 16세기의 몇몇 학자도 혈액이 폐를 돌아 심장으로 다시 들어간다는 것만은 알고 있었다. 대표적인 예로 스페인의 미카엘 세르베투스(Michael Servetus, 1509~1553년)라는 의사가 자신의 논문에서 이 폐순환을 거의 정확하게 언급하고 있다. 그런데 세르베투스는 1553년 제네바에 기독교에 관해 토론하러 갔다가 체포되어 화형에 처해지고 말았다. 그가 이단으로 몰리게 되자 그의 저서도 금서가 되어 폐순환에 관한 지식이 전달되지 못한 것으로 생각된다.

4. 사업을 하는 동생들이 재산 관리를 대신 해 주었기 때문에 하비는 평생 돈 걱정을 할 필요가 없었을 정도로 부자였다. 여담이지만 그의 72쪽짜리 논문 초판본은 1990년에 30만 달러를 호가했다. 1940년대 미국 어느 대학의 의학 도서관 사서가 런던의 고서점

에서 이 책을 50센트에 샀다고 화제가 되었는데, 이 대학이 도서관을 새 건물로 옮길 때 분실했다고 한다. 헌 갈색 봉투에 넣어 두었는데 누군가가 이 낡은 책의 가치를 모르고 버린 것 같다.

28장 병리 해부학의 아버지

1. 모르가니는 딸 12명 중 8명이 수녀가, 아들 3명 중 1명이 사제가 되었을 정도로 신앙심이 깊은 인물이었다. 의학사에는 모르가니는 이룬 업적이 훌륭했을 뿐 아니라, 생기기도 잘 생겼고, 인격적으로도 훌륭했던 인물로 기록되어 있다. 그는 당시 유럽의 의학 지도자였던 헤르만 부르하버, 알브레히트 할러, 요한 프리드리히 메켈(Johann Friedrich Meckel, 1724~1774년), 리처드 미드와 같은 유명한 의사와 친구 사이이기도 했다. 역사에서 훌륭한 업적을 남기고 인격적으로도 훌륭한 인물은 드물지만, 거기에 더해서 잘생겼다고까지 기록된 인물은 모르가니밖에 없는 것 같다.

2. 모르가니는 친구나 친하게 지냈던 신부님들의 부검은 인간적으로 차마 하지 못하고 거절했다고 한다. 그는 너무 많은 시체를 부검해야 했기 때문에 조수를 여럿 두었다. 그런데 약품으로 시체가 상하지 않게 하는 방법을 몰랐던 당시에 부검은 보통 일이 아니었다. 더구나 건강한 사람이 아닌 질병으로 사망한 사람의 시체였기 때문에 혹 해부하다 칼에 찔리거나 해서 세균에 감염이라도 되면 바로 사망할 수도 있었다.

29장 모든 의사의 스승

1. 그의 아들과 손자도 이름이 같은 알렉산더 먼로였는데(아들은 알렉산더 먼로 2세 (Alexander Monro secundus, 1733~1817년), 손자는 알렉산더 먼로 3세(Alexander Monro tertius, 1773~1859년)) 모두 그의 해부학 교수직을 이어받았다. 결과적으로 이들은 3대에 걸쳐 126년 동안 에든버러 대학교의 해부학 교수직을 독차지하게 된다.

32장 실험실 의학의 대부

1. 19세기 이후 부국강병을 내세운 프로이센에서는 교육부를 신설하고 대학교 정책국에서 교수 임용에 관한 권한을 행사하기 시작했다.

2. 나폴레옹 몰락 후 왕정 복고로 왕이 된 루이 필리프(Louis-Philippe, 1773~1850년)의 압

정에 항거해 1848년 파리에서 혁명이 일어나자 왕은 영국으로 망명했다. 이 혁명의 여파로 빈과 베를린에서도 민중이 봉기했다.

33장 체온의 재발견

1. 19세기 초반까지도 열이 나는 병은 모두 같은 병이라고 생각해서, 그냥 '열병'이라고 불렀다. 그래서 열이 나는 병에는 혈관을 자르거나 거머리를 붙여서, 열성을 띠는 체액으로 알려졌던 혈액을 뽑아 주는 치료를 했던 것이다. 이것은 히포크라테스 이후 계속된 서양 의학의 정통파 치료였다. 분더리히는 이런 치료법이 틀렸음을 다양한 질병에서 나타나는 체온의 패턴으로 보여 준 셈이다.

34장 열역학 제1법칙을 발견한 의사

1. 여기서 그는 의학 외에도 물리학과 화학 강좌를 희망해 따로 수강했고, 혼자서 수학도 공부했다. 이 학교는 비록 군의 학교이기는 했지만 베를린 대학교의 교수들이 강의를 담당했다. 그래서 헬름홀츠는 요하네스 뮐러, 하인리히 마그누스(Heinrich Magnus, 1802~1870년)와 같은 당대 명교수들의 강의를 들으며 피르호로 대표되는, 장차 독일 의학을 짊어질 인재들과 같이 의학 공부를 했다. 이 학교는 전원이 기숙사 생활을 하면서 스파르타식 교육을 받았는데 1주일에 60시간 수업이 기본으로 그중 48시간은 강당에서 강의를 듣는 주입식 교육으로, 일요일을 빼면 아침 6시부터 저녁 11시까지 쉬지 않고 수업했다. 급식으로는 소금에 절인 양배추, 소시지, 맥주 등이 나왔다고 하는데 썩 좋지는 않았던 것 같다. 이 학교의 졸업생으로는 피르호, 헬름홀츠, 베링, 뢰플러, 게오르크 가프기(Georg Gaffky, 1850~1918년) 등 의학사에 남을 독일 학파의 인재들이 있다.

2. 프랑스의 클로드 베르나르(Claude Bernard, 1813~1878년)가 화학적인 방법으로 생리학의 기반을 마련했다면, 헬름홀츠는 물리학적인 방법론을 사용해 현대 생리학의 토대를 쌓았다고 할 수 있다. 그런 뜻에서 헬름홀츠는 단순히 검안경을 발명한 인물을 넘어서는, 현대 생리학의 뼈대를 마련한 의학자였다고 평가할 수 있다.

35장 독일 의학계의 황제

1. 그렇지만 이 좌천이 학문적으로는 오히려 본인에게 득이 되었다. 뷔르츠부르크에서는

연구밖에 할 일이 없었기 때문이었다. 현미경을 레일 위에 올려놓고, 교수가 보던 현미경을 밀어 주면, 학생이 그것을 같이 보면서 설명을 들을 수 있도록 하는, 현대적인 병리학 수업 방법이 이때 피르호가 도입한 것이라고 한다.

2. 이 베를린의 하수도는 그 후 수십 년 동안 유럽 여러 나라에서 견학을 올 정도로, 독일의 자랑거리였다.

3. 이 책이 만들어진 과정도 특이하다. 1856년 베를린 대학교 병리학 교수로 금의환향한 피르호는, 1858년 2월에서 4월까지 베를린의 개업의들을 위해 최신 지견을 가르치는 병리학 강좌를 개최했다. 그는 주 2회씩 총 20회 강의를 하면서, 랑겐하운(Langenhaun) 이란 제자를 청중 속에 앉혀 놓고, 자신의 강의를 속기하도록 시켰는데 이것에 조금 수정을 가한 책이 그의 『세포 병리학』이었다.

36장 위대한 정치가, 인류학자, 위생학자, 그리고 병리학자

1. 그러나 순수하게 정치적 면에서는 당시 철혈 재상으로 불리던 오토 폰 비스마르크(Otto von Bismarck, 1815~1898년) 때문에 실패했다고 할 수가 있다. 한 번도 여당을 하지 못하고 야당만 했던 피르호는 1862년 수상이 된 비스마르크와는 사이가 좋지 않았던 것 같다. 1865년 해군 예산 증액에 관한 안건이 예산 위원장이던 피르호 때문에 통과가 거부되자, 비스마르크 수상은 의회에서 피르호가 자기를 거짓말쟁이라고 모욕했다고 화를 내며, 육군 대신을 증인으로 삼고 결투를 신청했다. 그러면서 무기는 총이든 칼이든 당신 마음대로 고르라고 했는데 장신에 체격이 좋았던 비스마르크에 비해 키가 작고 왜소했던 피르호는, "외과용 메스로 하는 결투라면 응하겠노라."라고 야유를 했다. 긴장했던 다른 의원들이 "와" 하고 웃어 버리는 바람에 결투는 없던 일로 되었다.

2. 그래서 독일 인류학회의 학자 중에는, 피르호가 원래 의학자였다는 것을 모르는 이도 있었다고 한다. 설마 의학을 하는 그 피르호가, 이렇게 훌륭한 인류학 논문을 많이 쓸 줄 상상을 못 했던 것이다. 이들은 의학의 피르호가 인류학의 피르호와 동명이인이라고 생각했다고 한다.

3. 그가 얼마나 자부심을 가지고 있었는지를 알게 해 주는 어록이 있는데 1868년에 그가 말하기를 "의학에서 후세의 사람들이 독일 학파라고 부를 때가 온다면, 그것은 나를 일컫는 말이 될 것이다."라고 했다고 한다. 의학의 역사에서 의학파를 말할 때 독일 학파

라는 학파가 있다면, 그건 내가 만든 학파라는 뜻이다.

4. 세균학의 창시자 코흐가, 자기의 새로운 발견을 알리려고 피르호의 집을 방문했다가 만나지 못하고 문전 박대를 당했던 것도, 실은 피르호가 이렇게 바쁜 일정에 쫓겼기 때문이 아니었을까 추측된다.

5. 그는 모든 분야에서 괄목할 만한 업적을 이루었으나, 정치 분야만 후계자가 없어 실패로 끝났다는 평가를 받았다. 그의 주장에 귀를 기울이지 않던 독일은, 반동적 국가주의로 치달리다 히틀러를 정점으로 망하고 말았다. 그렇지만 그의 자유 민주주의적 정치적 이상은, 결국 현재의 유럽에 실현되었다고 볼 수가 있다.

37장 램프를 든 천사

1. 알바니아 슈코더르 주의 주도.

39장 신경 퇴행성 질환의 발견

1. 1893년 폴 브로카가 파킨슨 병 환자의 뇌 흑질이 파괴되어 있는 것을 보고한 후 1960년에 아르비드 칼손(Arvid Carlsson, 1923~2018년)이 이 병에 L-dopa(도파민 전구물질)를 투여하면 증상이 완화된다는 사실을 밝힘으로써 도파민 저하가 파킨슨 병의 기본적 병태임이 알려지게 되었다.

41장 일본 세균학의 선구자

1. 그의 집안은 대대로 지방 유지였는데, 본인은 군사 학교에 입학해서 장군이 되고 싶었으나 부친의 반대로 뜻을 접어야 했다고 한다. 그는 어려서 사서삼경을 다 익혔다고 하는데 상당한 수재였던 것 같다.

2. 일본이 메이지 유신이라는 근대화 혁명에 성공해 본격적으로 서양 문물을 받아들이기 시작한 것은 19세기 후반의 일이었다. 일본 정부는 독일의 의학을 서양 의학의 모범으로 결정하고 이를 받아들이기 위해 도쿄 대학교에 의과 대학을 만들었는데 교수를 모두 독일인으로 채용했다. 그렇지만 메이지 유신 이전에도 이미 일본에는 간헐적으로 서양 의학이 전해지고 있었다. 예를 들자면 1823년에 네덜란드의 군의관이었던 필립 시볼트(Philipp Siebold, 1796~1866년) 소령이 나가사키에 입항해서 수년 동안 의학을 가르치

는 등 곳곳에 유럽에서 온 의사들이 더러 있었다.

3. 일본에 제너의 종두법이 전파되고, 종두를 접종하는 기관이자 서양 의학을 가르치는 종두소가 생기는 것이 1858년의 일인데, 우리나라의 지석영 선생이 종두법을 일본으로부터 처음 배운 것이 1880년이고, 종두의 양성소가 처음 생긴 게 1897년이니까 조선보다 일본이 약 반세기 정도는 앞서 있었다고 할 수 있다. 그렇지만 일본 역시 서양 의학의 중심인 프랑스나 독일에 비하면 훨씬 뒤떨어져 있었다.

4. 코흐는 기타자토를 매우 좋아했는데 그 역시 나중에 스승의 은혜를 잊지 않아 말년에 어린 여자와 재혼하고 독일 사교계에서 배척당한 코흐가 일본에 왔을 때 요코하마까지 마중을 나간 것은 물론이고 갈 때는 미국까지 하인을 딸려 보낼 정도로 극진히 모셨다. 또 제1차 세계 대전에 패전한 후 인플레가 극심했던 독일에서 고생하던 로베르트 코흐의 미망인에게 생활비로 쓰라며 1만 5000엔을 보냈다. 이 금액은 당시 독일 돈으로는 수천만 마르크의 가치가 있었다고 한다.

5. 그는 뢰플러의 지시로 각기병의 전염병설을 주장한 오가타의 논문을 반박하는 논문을 발표해서 일본 정부와 도쿄 대학교의 미움을 샀다. 일본 총리까지 "사제의 도리를 모르는 놈"이라고 화를 냈다고 한다. 지금에야 각기병이 비타민 B가 부족해서 생기는 병임을 알고 있지만, 당시는 비타민이라는 개념도 없을 때였다. 그래서 각기가 세균이 감염되어 생긴다는 논문들이 나왔는데 이게 틀렸다고 세균학자의 한 사람으로서 반박을 한 것이었다. 실은 기타자토도 좀 망설였는데 스승인 뢰플러가 학문적인 사실 관계를 밝히는 데 사적인 관계를 고려해서는 안 된다고 깨우쳐 주었기 때문에 용감하게 반박하는 논문을 발표한 것이었다. 그렇지만 이게 일본 사람들 눈에는 나쁘게 보였던 모양이다.

6. 그는 2024년 상반기부터 일본에서 유통될 새 1000엔권 지폐 표지 도안의 주인공이 될 예정이다.

43장 담도 외과의 개척자

1. 우리나라는 약 5~10퍼센트 정도의 인구가 담석을 가지고 있을 것으로 추정된다. 최근에 수명이 길어지고 진단 기술이 발전함에 따라 담석을 발견하는 사례가 늘고 있지만 담석을 가진 사람의 1~4퍼센트 정도에서 증상이 나타날 뿐이고 대부분 무증상으로 지

내는 것으로 알려져 있다. 담낭 속에 생긴 돌이 담낭관을 막으면 담낭벽이 긴장하면서 통증이 발생하는데 몹시 아플 수가 있다. 대개는 1시간에서 5시간 정도 통증이 나타나는데 통증이 하루 이상 지속되면 급성 담낭염을 의심하고 수술을 해야 한다. 수술하지 않을 경우에는 염증, 감염, 천공 등으로 발전해 사망하게 된다.

2. 당시 난소 종양 수술의 성공 사례는 몇 차례 보고가 되어 있었기 때문에 밥스도 용기를 낼 수 있었던 것 같다.

45장 처음으로 심장을 봉합한 의사

1. 인류는 옛날부터 심장이 우리 신체의 중심이 되는 장기라고 생각해 왔다. 그래서 심장을 수술한다는 것은 상상도 못할 일이었다. 옛 멕시코 지역의 아즈텍 문명에서 태양신에게 바치기 위해 심장을 도려내는 시술이 있기는 했지만, 이 제례 의식은 의학과는 아무 관련성이 없었다. 19세기 중반까지는 가장 큰 수술이 팔이나 다리 절단이었고 가슴이나 배를 열어 수술을 한다는 것은 바로 죽음을 뜻했다. 대부분의 의사는 심장에 손을 대면 바로 심장이 멎는다고 알고 있었고 소화기 외과를 개척한 선구자였던 빌로트도 "심장의 상처를 봉합하려는 외과 의사는 틀림없이 모든 동료의 존경을 영원히 잃을 것이다."라고 이야기하고 있었다.

46장 폐와 식도 수술의 길을 열다

1. 그의 어머니는 오스트리아 사람이었고 부친의 조상은 폴란드와 리투아니아에서 오랫동안 살아왔다고 한다. 어쨌든 이런 복잡한 사정 덕분에 그는 폴란드 어, 독일어, 러시아 어, 영어 등 4개 국어를 유창하게 구사할 수 있었다. 나중에 이름이 알려진 후에 사람들이 그에게 국적이 어디냐고 물으면 "외과 의사"라고 대답했다고 한다.

2. 1364년 폴란드-리투아니아 연방의 수도 크라쿠프에 세워진, 중앙 유럽에서 두 번째로 오랜 역사를 지닌 대학교이다. 크라쿠프 대학교에서 1817년 야기에우워 대학교로 개명되어 지금에 이르고 있다.

3. 미쿨리츠는 빌로트의 수제자라고 할 수 있는데 주로 소화기 외과 분야에서 많은 업적을 이루었다. 1885년에 위궤양으로 구멍이 뚫린 위를 처음으로 봉합했고 1886년에는 식도를 일부 잘라 내고 재건하는 수술, 1903년에는 대장암 수술에 성공했다. 또 1881년

에는 식도경과 위내시경을 개량했으며 리스터의 방부법을 더욱 개선, 발전시킨 인물로 기억되고 있다.

4. 당시에는 대학 교수가 자신의 병원을 따로 만들어 환자를 보는 경우가 많았다.

5. 외과가 발전한 과정을 보면 고대로부터 근세에 이르기까지 주로 신체의 외상을 다루는 경우가 많았다. 가장 큰 수술은 손상된 팔이나 다리를 절단하는 정도였고 요즘 분류로 치면 원시적인 정형외과라고 할 수 있지만 마취가 발명되고 리스터의 방부법이 정착되면서 배안을 열고 소화기에 대한 수술이 시작되었다. 그러다 위에 붙어 있고 가슴막안에 있는 식도의 병변을 수술할 필요가 생겼는데 이런 수술의 가장 큰 문제는 가슴안을 열면 폐가 찌부러지는 것이었다. 폐는 가슴막안에서 음압으로 펴지게 되어 있는데 가슴안을 여는 순간 압력이 대기압과 같아지기 때문에 폐가 팽창이 되지 않아 기흉이라고 부르는 상태가 되는 것이다. 여기에 가장 먼저 관심을 가지고 도전했던 의사가 미쿨리츠였다.

6. 이 장치는 만드는 데 비용도 많이 들고 번거로웠기 때문에 곧 얼굴에 밀착된 마스크를 씌우고 튜브를 통해 인위적으로 양압을 가하는 새로운 개념으로 바뀌었다. 자우어부르흐의 논문을 읽은 하이델베르크의 내과 의사 루돌프 브라우어(Ludolph Brauer, 1865~1951년)가 "외부에 음압을 조성해 폐가 찌부러지지 않게 한다."라는 발상을 "폐에다 직접 양압을 주어 부풀리는" 방식으로 바꾼 것이었는데 현대의 흉부 수술은 브라우어의 아이디어를 기본으로 하고 있다. 그렇지만 미클리츠와 자우어부르흐의 "가슴안과 외기의 압력 차이를 인위적으로 조절해 폐의 허탈을 방지한다."라는 기본적인 생각이 발명의 근저에 있었던 것은 틀림없는 일이다.

47장 "이건 마치 하느님의 작품 같군!"

1. 프랑스 의사 아르튀르 팔로(Arthur Fallot, 1850~1911년)가 주장한, 네 가지 특징을 나타내는 심장병.

48장 전쟁의 상처를 보듬어 준 의사

1. 20세기 초에 개발된 파라핀을 코에 주사하는 수술 방법이 대표적인 예인데 이 방법은 매우 간단했기 때문에 아무나 시술할 수 있었고 순식간에 퍼져 나갔다. 그러나 파라핀

은 열을 받으면 녹아서 코의 모양이 변했을 뿐 아니라 만성 염증과 심한 흉터 등 많은 부작용을 일으켰다. 결국 이 파라핀 주사 소동은 성형 외과 의사는 돌팔이라는 좋지 않은 인상을 남겼고 겨우 걸음마를 시작하려던 이 분야는 큰 타격을 입었다.

2. 안면 손상이 증가한 것도 큰 문제였지만, 이 환자들이 보통의 상처 치료만으로는 온전히 사회로 복귀할 수 없다는 점이 더욱 큰 문제였다. 상처는 다 나았지만 코가 없어지고 턱이 으스러져 괴물 같은 모습이 된 환자들은 사람 만나는 것을 피하게 되고 심한 경우에는 자살을 하기도 했다. 그렇기 때문에 이들에게 온전한 얼굴을 만들어 주는 것이 큰 의미가 있었다.

3. 아마도 이것이 최초의 제대로 된 코 재건 수술이 아니었나 생각된다. 이 환자의 수술 전후 사진을 보면 수술로 새로 만든 코인지 원래 있었던 자기 코인지 구분이 안 될 정도다. 환자는 코를 만들어 준 의사의 이름을 따서 자신의 아들 이름을 마이클 길리스라고 지었다고 한다.

4. 그는 메이요에서의 외과 연수 과정이 끝나면 영국에서 새로 짓는 병원에 와 달라는 버클리 모이니한(Berkeley Moynihan, 1865 ~1936년) 당시 영국 외과 학회 회장의 말만 믿고 가족을 데리고 영국으로 갔는데, 막상 가 보니 아직 병원이 지어지지도 않은 상태여서 하는 수 없이 스무 살 위의 사촌형인 길리스와 같이 일해야 했다.

5. 성형 외과 수술을 목적에 따라 나누자면 미용 수술과 재건 수술이 있다. 더 예뻐지려는 노력에 가까운 것이 미용 외과라면 장애가 생긴 기능이나 용모를 회복시키려는 쪽이 성형 외과라고 할 수 있다. 예를 들어 예뻐지기 위한 쌍꺼풀 수술은 미용에 속하지만, 안검하수라고 불리는 눈꺼풀이 자꾸 처지는 병을 앓는 환자에게 쌍꺼풀 수술을 한다면 이는 성형 수술인 것이다.

50장 왕족만 볼 수 있었던 의사

1. 유프라테스 강 중류에 있는 시리아의 고대 도시 유적으로 1933년 프랑스 조사대가 찾아냈다. 많은 예술 작품과 함께 '마리 문서'라 불리는 2만 4000여 개에 달하는 점토판이 발굴된 것으로 유명하다. 현재는 '텔 하리리(Tell Hariri)'라고 불리고 있다.

51장 '검은 땅'의 마술

1. 임호텝이 수메르에서 이주해 온 집단의 후손이었다는 학설이 있다. 구약 성경의 바벨탑 이야기에서 보는 것처럼 메소포타미아에는 이집트보다 앞서 벽돌로 큰 건축물을 짓는 기술이 발전해 있었다는 주장이다.

2. 그 이유로는 미라를 만들기 위해 시체로부터 장기를 떼어 내는 역할을 의사가 아닌 하층 계급의 기술자들이 했기 때문이라는 학설이 유력하다. 일반적인 미라 제조법은 코를 통해 금속 갈고리를 넣어 뇌를 꺼내고 배안에서 내장을 꺼낸 후 전신을 나트론 진흙(호수바닥에서 채취한 탄산소듐 결정을 포함하는 진흙)과 황, 탄산이 포함된 소금물 용액에 담가 장기적인 보존이 가능하게 만들었다. 간, 폐, 위, 창자는 항아리에 넣어 관 옆에 놓아 두었는데 심장은 따로 떼어 내지 않았다.

52장 훌륭한 의사의 조건이란—고대 편

1. 1862년 구입자인 유물 수집가 에드윈 스미스(Edwin Smith, 1822~1906년)의 이름을 따서 명명된 4.68미터 길이의 이 파피루스는, 현존하는 4대 의학 파피루스 중 하나로서 고대 이집트 의학에 대한 합리적이고 과학적인 접근법을 제시하고 있다.

2. 사실을 확인할 수는 없으나 헤로필로스와 에라시스트라토스는 이집트 왕의 허락을 얻어서 사형수를 산채로 해부한 것으로 알려져 있다. 이런 잔인한 생체 해부에 관한 소문이 후일 종교적 관점에서 해부를 혐오하는 배경을 조성하는 데 영향을 미쳤을지 모른다.

53장 이발사가 의사를 하던 시절

1. 교황청 소속인 성직자들은 부역이나 세금과 같은 파리의 일반 시민들에게 부과되는 의무가 면제되었다.

2. 프랑스에서 이발사가 이발 외과의로 불리게 된 것은 1505년 이후의 일이었다. 성직자나 귀족들의 머리나 수염을 손질해 주는 하인 출신이었던 이들은 처음에 프랑스 어로 교육을 받았으나 점차 라틴 어로 수업을 받을 수 있는 능력을 갖추게 되었다. 이들은 결석, 백내장, 탈장 등 일반 민중에 흔한 병을 치료하는 역할을 담당했다.

3. 이발사가 의학에 관여했다는 기록은 1301년에 처음 나타나는데 당시 이들은 외과 의

사들로부터 교육을 받고 소규모 외과 치료를 할 수 있는 면허를 받았다. 이런 전통은 1577년까지 지속되었다. 이들의 업무는 방혈, 종기를 째는 일, 작은 상처 치료, 연고 바르는 일 등에 국한되었다.

4. 외과를 주업으로 삼던 대학 출신 의사들은 이런 위기적 상황을 극복하기 위해 단결했다. 파리뿐 아니라 런던, 에든버러, 브뤼셀, 안트베르펜 등지의 외과 의사들은 독자적으로 의과 대학 과정을 개설해 제자를 양성하기 시작했다. 여기서는 대학교와 마찬가지로 라틴 어로 수업을 했고 해부학도 가르쳤다. 졸업생들은 내과 의사와 마찬가지로 긴 가운을 입었는데 자신들은 작업의 편의를 위해 짧은 가운을 입었던 이발 외과 의사들과는 다르다는 것을 나타내기 위해서였다. 그러나 어느 정도 세월이 지나자 일반인들의 외과에 대한 평가를 혼란시키려는 내과 의사들의 시도는 상당한 성공을 거두어서 대중들은 대학교를 나온 정규 외과 의사와 이발 외과 의사를 구별할 수 없게 되고 말았다.

5. 외과 의사들은 책도 내과의 검열을 받아야만 출판할 수 있었는데 이 출판을 인가하는 권한은 1725년까지도 내과가 행사하고 있었다. 르네상스의 외과의 앙브루아즈 파레는 왕으로부터 직접 허가를 받았기 때문에 예외적으로 내과의 허락 없이 책을 출판할 수 있었다.

54장 '왕의 법'을 따라

1. 건강보험 심사평가원 자료에 따르면 2001년 40.5퍼센트였던 우리나라 제왕 절개 분만은 2010년 36퍼센트까지 감소했으나 그 후 다시 증가해 2018년 다시 42.3퍼센트를 기록했다. 최근의 증가 추세에는 아마도 만혼으로 인한 고령 산모의 증가도 한 몫 하는 것 같다.

57장 술통 대신 사람의 몸을 두드렸던 의사

1. 원제는 "Inventum Novum ex Percussione Thoracis Humani Interni Pectoris Morbos Detegendi"이며, 영어로는 "A New Discovery that Enables the Physician from the Percussion of the Human Thorax to Detect the Diseases Hidden Within the Chest"라고 번역하는데, 직역하면 "의사로 하여금 흉부에 감추어진 질병을 인체의 흉곽을 타진하여 검사할 수 있게 만드는 새로운 발견"이라는 내용이다. 의학사에서는 주로 맨 앞부

분만을 따서 "Inventum Novum" 즉 "새로운 고안 또는 발명"이라고 표기한다.

59장 최초의 종두법 실험

1. 예방 주사를 뜻하는 백신(vaccine)의 어원은 원래 소를 뜻하는 라틴 어인 "vacca"이다. 이는 제너가 천연두의 예방에 천연두 바이러스 대신 병원성이 약한 우두를 접종한 데 서 유래했다.

2. 종두법 하면 제너를 떠올리는 이유는 그가 종두법을 과학적인 방법으로, 즉 의학적인 방법으로, 그 효과를 증명하고 널리 퍼트린 사람이기 때문이다. 제너는 천연두를 지구 에서 완전히 추방하는 데 가장 크게 기여한 의사라고 할 수 있다.

3. 벤저민 제스티가 종두법을 최초로 시술한 사람이라고 볼 수 없는 이유는 당시 농부들 이 이 접종을 시도하는 경우가 드물지 않았기 때문이다. 18세기 영국의 시골 의사 사이 에는 천연두와 우두의 연관성이 널리 알려져 있었다.

4. 제너는 부검에서 밝혀진 스승 헌터의 가슴조임증을 생전에 예상했다고 할 정도로 우수 한 임상 의사였다.

5. 위험할지도 모르는 과학 실험을 위해 자신의 아들까지도 희생할 각오가 되어 있었던 훌륭한 사람으로 제너를 미화시킨 이야기가 있다. 그런데 이것은 사실의 일부가 약간 다르게 알려진 것이다. 제너는 우두 접종 실험의 7년 전에 자신의 아들에게 소가 아닌, 돼지의 종두를 접종하는 실험을 했다고 한다. 이 실험과 관련이 있는지 여부는 확실치 않으나 제너의 장남은 지능 발달이 지체되고 건강이 나빠져서 21세에 사망한 것으로 알려져 있다. 제너가 또 다른 자신의 아이들을 우두의 실험 대상으로 삼은 것도 사실이지만, 그것은 최초의 우두 접종 실험이 성공한 다음의 일이었다. 핍스 소년에 관한 기록은 거의 남아 있지 않은데 그가 보호자가 없는 고아였다는 설이 있다. 또 요즘 연구에 관한 윤리가 엄격해지면서 제너가 소년의 동의를 받지 않고 인체 실험을 했다며 그를 비판하는 학자도 있지만 정확한 부분은 확인되지 않고 있다.

60장 극미 세계 탐험의 길이 열리다

1. 렌즈를 2개 이상 조합해 만든 복합 현미경은 색수차 현상 때문에 배율을 더 향상하기 가 불가능했다. 말피기, 로버트 후크(Robert Hooke, 1635~1703년) 등은 복합 현미경을 사

용했다. 단순 현미경은 렌즈가 하나뿐이라서 색수차의 영향을 훨씬 덜 받았다. 그러나 이런 현미경은 매우 작은 유리구슬을 깎아 만들었기 때문에 초점거리가 짧아 시야가 좁은 게 결점이었다. 레이우엔훅은 단순 현미경을 사용했다.

2. The Royal Society는 정식으로는 "The Royal Society of London for Improving Natural Knowledge"라고 하는데 줄여서 "The Royal Society of London"이라고 부르기도 한다. 이 기구는 학회이면서 영국 학술원(national academy of sciences)이기도 하다. 이 책에서는 왕립 협회로 기술을 통일했다.

3. 레이우엔훅은 자신이 제대로 된 교육을 받은 학자가 아니라는 점에 자격지심을 가졌던 것 같다. 네덜란드 말밖에 읽고 쓸 줄 몰랐던 그는 자신의 업적을 출판하는 것을 꺼렸고 대부분 편지 형식으로 된 문장에서 자신이 대단한 학자가 못 된다는 점을 누누이 설명하고 있다.

62장 신장 외과의 시작

1. 2개의 내장 또는 내장에서 신체 표면으로 통해 있는 비정상적인 통로를 뜻하는 의학 용어이다.

63장 의사, 뇌를 다루기 시작하다

1. 뇌 수술은 사실 아주 역사가 오래된 수술 중의 하나다. 역사학자는 약 1만 년 전에 이미 머리뼈에 구멍을 뚫는 천두술이 있었다고 생각하고 있다. 이런 수술의 이유로는 몇 가지를 생각할 수가 있는데 심한 두통이나 뇌전증 발작을 보이는 환자에서 머리에 들어간 나쁜 악령을 쫓아내기 위해 머리뼈에 구멍을 뚫었을 거라는 학설과, 사고나 전투로 뇌에 손상이 생겼을 때 혈종을 제거하거나 뇌압을 낮추어 주기 위해 이런 수술을 했을 것이라는 학설들이 있다. 발견된 구멍이 뚫린 머리뼈들을 살펴보면 조직학적으로 수술한 구멍 주위에서 뼈의 흡수와 재생이 일어났던 것을 알 수가 있는데 이것은 골절을 당한 후 상당한 기일에 걸쳐 우리 몸에서 일어나는 변화와 동일한 것이었다. 즉 이 머리뼈 수술을 한 환자들이 수술 후에도 한동안 생존했음을 나타내고 있다.

2. 사람들은 그를 신경외과의 선구자, 의학 연구자, 의료 정책 입안자, 사회 개혁가, 저술가 등으로 기억하고 있다. 영국 여왕이 자기 막내딸인 베아트리체 공주와 생일이 같다

며 호슬리의 대모가 되어 주었을 정도로 유서 깊은 런던의 예술가 집안에서 태어난 호슬리의 아버지는 화가로 크리스마스 카드를 처음 생각해 낸 사람이었다. 빅터라는 그의 이름도 빅토리아 여왕의 이름을 따서 지은 것이었다.

3. 호슬리는 빠르고 정확한 수술로 동료들 사이에서 이름이 높았는데 이는 미세한 해부학적 구조에 대한 철저한 지식이 있었기에 가능한 일이었다. 그는 후배들이 어려운 수술에 도전해야 한다고 격려는 했지만, 스스로 후학을 키우지는 않았는데 젊은 의사들이 수술 시 헤매는 것을 참지 못해서였다고 한다. 그는 좀 성격이 모났던 것으로 알려져 있는데 왕진 다닐 때 자전거를 타기가 불편하다며 당시 의사의 유니폼과 같았던 긴 코트와 모자를 착용하지 않았다. 또 환자나 아이, 후배 의사에게는 매우 친절했지만 동료 교수에게는 무례하게 대하는 일이 많았다고 한다.

4. 그는 존스 홉킨스 대학교의 홀스테드에게서 정밀한 수술을 특징으로 하는 외과를 배웠는데 베를린의 코흐에게도 유학을 갔다 왔다.

5. 많은 역사학자는 호슬리를 신경외과의 창설자로 생각하는데 유럽에 비해 늦었던 미국 사람들은 여기에 현대라는 단어를 붙여서 진정한 신경외과, 즉 현대 신경외과의 창시자는 미국의 쿠싱이라고 주장하고 있다. 좀 늦긴 했지만 제대로 된 신경외과는 미국에서 발전했다는 주장인 것 같다.

66장, 여성도, 남성도 동등하게

1. 이 시기는 독일이 세계 의학을 선도하던 시기였다. 당시 독일에서는 피르호나 코흐를 비롯한 많은 학자가 활약하고 있었는데 그들은 잘 갖추어진 실험실에서 과학적인 의학 연구를 수행했으므로 사람들은 이 시기를 '실험실 의학의 시대'라고 부른다. 이것은 병원에서 환자의 증상과 부검 소견으로 임상적인 연구를 주로 하던 프랑스 의학과는 다른, 좀 더 과학적인 방법론을 의학에 적용한 새로운 시도였다.

2. 되돌아보면 존스 홉킨스 의과 대학과 병원의 설립이 성공적으로 진행될 수 있었던 것은 처음에는 설립자가, 후일에는 이사회가 훌륭하고 사심 없는 자문역들과 행정가들을 적절히 선택했던 덕분이었다.

3. 우리나라 최초의 서양 의사인 서재필 박사도 미국에서 의사가 된 직후 빌링스 교수 밑에서 일한 적이 있었다.

4. 당시 볼티모어는 인종이나 남녀의 차별이 심한 편에 속했는데 이들은 이 역사에 남을 대학의 설립에 여성들이 많이 공헌할수록 앞으로 미국 사회에서 여성의 지위가 보장된다고 역설하며 50만 달러를 모금하는 운동을 벌여 상당한 성과를 거두었다.

5. 웰치는 살이 썩어 가는 병인 탄저를 일으키는 세균을 처음 발견한 학자였고, 오슬러는 당시 가장 많이 사용되었던 의학 교과서『의학의 원리와 실천(*The Principles and Practice of Medicine*)』의 저자이자 내과 임상 교육에 병원에서의 과학적인 연수 교육을 접목한 교육자였다. 지금도 미국의 병원이나 의사들의 사무실에 그의 초상화가 걸려 있을 정도로 그는 미국에서 대단히 존경받는 의사들의 스승이었다. 또 홀스테드는 현재의 외과 연수의 제도를 확립하고 하비 쿠싱을 비롯한 많은 외과 의사들을 길러낸 교육자이기도 했다. 그는 탈장 수술을 개선하고 코카인 국소 마취를 발전시켰으며 처음으로 수술용 고무 장갑을 개발한 것으로도 유명한 의사였다.

73장 두 번이나 생명을 준 어머니

1. 콩팥은 주로 혈액을 걸러내어 몸에서 생긴 대사 산물이나 노폐물 등을 소변과 같이 배출하는 작용을 하는 중요 장기다. 콩팥은 2개가 있어서, 건강한 사람의 경우에는 하나가 없어지더라도 나머지 하나가 원래보다 커져서 더 많은 일을 하기 때문에 생명에는 별 지장이 없다. 이런 점들 때문에 초기 이식 수술사에서 콩팥이 가장 빈번하게 이식 대상이 되었던 것 같다. 또 수술하는 의사 관점에서 보면 콩팥은 배안의 바깥쪽에 있어서 해부학적으로 접근이 용이하기 때문에 적출하는 대상으로서도 적합했다고 할 수가 있었다. 그래서 20세기 중반에는 세계 각국의 의사들, 그중에서도 특히 미국과 프랑스의 의사들이 최초의 콩팥 이식 성공이라는 영광을 얻기 위해 치열하게 경쟁하고 있었다.

참고 문헌

1장 고대인의 지혜

Garrison, Fielding H. *An introduction to the history of medicine*, Saunders (1929).

Gonzalez-Crussi, Frank. *A Short History of Medicine*, Random House (2007).

Porter, Roy. *The Greatest Benefit to Mankind*, HarperCollins (1998).

Sigerist, Henry E. *History of Medicine*, Oxford University Press (1951, renewed 1979).

2장 잠의 신을 소환하다

Altman, Lawrence K. *Who Goes First?*, Univ of California Press (1998).

Krantz, J. C. *Historical Medical Classics Involving New Drugs*, Williams and Wilkins (1974).

3장 시행착오의 승리

Fenster, Julie M. *Mavericks, Miracles, and Medicine*, Carroll and Graf Publishers (New York 2003).

Kennedy, Michael T. *A Brief History of Disease, Science and Medicine*, Asklepiad Press (2003).

Sigerist, Henry E. *The Great Doctors: A Biographical History of Medicine*, Dover
    Publications, Inc (New York 1933, renewed 1971).

4장 우리는 무엇으로 사는가?

Clendening, Logan. *Behind the Doctor*, Alfred A. Knopf, Inc. (1933).

Strathern, Paul. *A Brief History of Medicine from Hippocrates to Gene Therapy*, Constable
    and Robinson Ltd. (2005).

5장 통증을 정복하다!

Atkinson, Richard S. and Thomas B. Boulton Eds, *The History of Anesthesia*, Parthenon
    Publishing Group (1989).

Fenster, Julie M. *Ether Day*, HarperCollins Publishers, Inc. (2001).

Gordon, Richard. *The Alarming History of Medicine*. St. Martin's Press (New York 1994).

Hollingham, Richard. *Blood and Guts: A History of Surgery*, Thomas Dunne Books, St
    Martin's Press (New York 2009).

Nuland, Sherwin B. *Doctors: The Biography of Medicine*, Knopf (New York 1988)

6장 세균과 싸울 수 있게 해 준 최초의 무기

Hager, Thomas. (Japanese translation by Tsutomu Kobayashi), *The Demon Under The
    Microscope: From Battlefield Hospitals to Nazi Labs, One Doctor's Heroic Search for the
    World's First Miracle Drug*. (2006, renewed by Chuokoron-Shinsha, Inc., 2013).

Youngson, Robert M. *Medical Curiosities*. Robinson Publishing Ltd (1997).

7장. 미국 전체의 힘을 모아

Bendiner, Jessica and Elmer Bendiner, *Biographical Dictionary of Medicine*, Facts On File
    Ltd. (1990).

Enders, John F., T. H. Weller, and F. C. Robbins. "Cultivation of the lansing strain of
    poliomyelitis virus in cultures of various human embryonic tissue", *Science* 109:85

(1949).

Hellman, Hal. *Great Feuds in Medicine*, John Wiley and Sons, Inc. (2001).

Strathern, Paul. *A Brief History of Medicine from Hipocrates to Gene Therapy*, Constable and
Robinson Ltd. (2005)

8장 거부 반응 해결의 길이 열리다

Borel, J. F. and Z. L. Kis. "The Discovery and Development of Cyclosporin(Sandimmiune)".
Transplantation Proceedings 23: 1867-1874.

Hollingham, Richard. *Blood and Guts: A History of Surgery*, Thomas Dunne Books, St
Martin's Press (New York 2009).

Tribe, Henry T. "The Discovery and Development of Cyclosporin", *Mycologist* vol 12, part
1 (Feb 1998).

9장 대통령의 아들을 살린 약

Hager, Thomas. (Japanese translation by Tsutomu Kobayashi), *The Demon Under The
Microscope: From Battlefield Hospitals to Nazi Labs, One Doctor's Heroic Search for the
World's First Miracle Drug*. (2006, renewed by Chuokoron-Shinsha, Inc., 2013).

10장 지팡이에 감긴 뱀

Ackerknecht, Erwin H. *A short history of medicine*, The Johns Hopkins University Press
(1982).

Porter, Roy. *The Greatest Benefit to Mankind*, HarperCollins (1998).

Sigerist, Henry E. *History of Medicine*, Oxford University Press (1951, renewed 1979).

11장 부처님 가신 날

Dale, Philip Marshall. *Medical Biographies: The Ailments of Thirty-three Famous Persons*,
Univ of Oklahoma Press (1952).

12장 황제를 꾸짖은 주치의

Ackerknecht, Erwin H. *Medicine at the Paris Hospital, 1794-1848*, The Johns Hopkins
Univ Press (1967).

Cantwell, John D. "Jean Nicolas Corvisart", *Clin Cardiol* 11, 801-803 (1988).

Dally, J. F. Halls. "Life and times of Jean Nicolas Corvisart(1755-1821)", *Proc R Soc Med*.
34: 239-246 (1941).

Hannaway, Caroline and Ann La Berge. *Constructing Paris Medicine*, Amsterdam-Atlanta
(GA 1998).

Risse, Guenter B. *Mending Bodies, Saving Souls. A history of Hospitals*, Oxford Univ Press
(1999).

Sigerist, Henry E. *The Great Doctors: A Biographical History of Medicine*, Dover
Publications, Inc. (New York 1933, renewed 1971).

13장 적군에게까지 인정받은 의사

Bishop, William J. *The Early History of Surgery*, Barnes & Noble Books (1995).

d'Allaines, Claude. *Histoire De La Chirurgie*, Presses Universitaires de France (1984).

Dible, J. Henry. *Napoleon's Surgeon*, William Heinemann (1970).

Richardson, Robert G. *Larrey: Surgeon to Napoleon's Imperial Guard*, Murray (London
1974).

14장 황제의 가장 고결한 친우

Bishop, William J. *The Early History of Surgery*, Barnes & Noble Books (1995).

d'Allaines, Claude. *Histoire De La Chirurgie*, Presses Universitaires de France (1984).

Dible, J. Henry. *Napoleon's Surgeon*, William Heinemann (1970).

Richardson, Robert G. *Larrey: Surgeon to Napoleon's Imperial Guard*, Murray (London
1974).

Rüster, Detlef. *Der Chirurg, ein Beruf zwischen Ruhm und Vergessen*, Seemann-Henschel
GmbH and Co. KG (1993).

15장 비무장의 용사들

Combat Medics of WW2. An Exhibits of the National D-Day Memorial : artsandculture. google.com/exhibit/qALSyyD-LpymLg

WW2 Medical Department Medal of Honor Recipients, WW2 Medical Research Centre: med-dept.com/articles

16장 작은 몸, 큰 마음

Birkin, Andrew. *J.M. Barrie & the Lost Boys*. Yale University Press (2003).

Kiley, Dan. *The Peter Pan Syndrome: Men Who Have Never Grown Up*. Avon Books (1983).

https://en.wikipedia.org/wiki/Peter_Pan

17장 류머티즘 관절염도 꺾지 못한 예술혼

Kahn, M. F., C. Bersimon-Kyrialo, and P. Bourgeois. "Renoir and Monet: letter to the editor", *Lancet* 2:337 (1988).

Lujan, Nestor. *Genius and Disease*(天才と病氣), Nikkei BP Press (2002).

Pederson, L. M. and H. Permin. "Did Rubens, Renoir, Dufy and Klee have an occupational disease?", *Clinical Rheumatology* 5:282 (1986).

18장 석유왕의 가장 성공한 사업

Chernow, Ron. *Titan: the Life of John D. Rockefeller Sr.*, Random House (1997).

Osler, William. *The Principles and Practice of Medicine*, D. Appleton and Company (New York 1892).

19장 나의 오랜 친구

Gordon, Richard. *The Alarming History of Famous and Difficult Patients*, Curtis Brown Group Ltd. (1997).

Jones, Ernest. *The Life and Work of Sigmund Freud*, Hogarth Press (London 1953~1957).

Lujan, Nestor. *Genius and Disease*(天才と病氣), Nikkei BP Press (2002).

Wollheim, Richard. *Freud*, Fontana (1971).

20장 "여성의 몸은 여성 자신의 것."

Adler, Robert E. *Medical First: From Hippocrates to the Human Genome*, John Wiley and
Sons, Inc. (New Jersey 2004).

Ehrenreich, Barbara and Deirdre English. *Witches, Midwives, and Nurses. Complains and
Disorders*, Hosei Univ Press: Japanese translation (1996).

Speroff, Leon, Robert Glass and Nathan Kase. *Clinical Gynecologic Endocrinology and
Infertility*, chapter 22– Oral Contraception. The story of the synthesis of steroids from
the Mexican yam.

21장 서양 의학의 아버지

Conrad, Lawrence I., Michael Neve, Vivian Nutton, Roy Porter, and Andrew Wear. *The
Western Medical Tradition 800 BC to AD 1800*, Cambridge Univ Press (1995).

Garrison, Fielding H. *An Introduction to The History of Medicine*, Saunders (1929).

Nuland, Sherwin B. *Doctors: The Biography of Medicine*, Knopf (New York 1988).

Sigerist, Henry E. *History of Medicine*, Oxford University Press (1951, renewed 1979).

자크 주아나. 『히포크라테스』, (서홍관 옮김, 도서출판 아침이슬, 2004년).

22장 누가 만들었는가?

Edelstein, Ludwig. *Ancient Medicine*, Johns Hopkins Univ Press (1967 renewed 1987).

Garrison, Fielding H. *An introduction to the history of medicine*, Saunders (1929).

자크 주아나. 『히포크라테스』, (서홍관 옮김, 도서출판 아침이슬, 2004년).

23장 가장 오랫동안 의학을 지배한 사람

Ackerknecht, Erwin H. *A Short History of Medicine*, The Johns Hopkins University Press
(1982).

Conrad, Lawrence I., Michael Neve, Vivian Nutton, Roy Porter, and Andrew Wear. *The

Western Medical Tradition 800 BC to AD 1800, Cambridge Univ Press (1995).

Nuland, Sherwin B. *Doctors: The Biography of Medicine*, Knopf (New York 1988).

Sigerist, Henry E. *The Great Doctors: A Biographical History of Medicine*, Dover
Publications, Inc. (New York 1933, renewed 1971).

24장 훌륭한 의사의 조건이란

d'Allaines, Claude. *Histoire De La Chirurgie*, Presses Universitaires de France (1984).

Jonsen, Albert R. *A Short History of Medical Ethics*. Oxford Univ Press (2000).

25장 해부학의 아버지

Ackerknecht, Erwin H. *A Short History of Medicine*, The Johns Hopkins University Press
(1982).

Friedman, Meyer and Gerald W. Friedland. *Medicine's 10 Greatest Discoveries*, Yale Univ
Press (1998).

Nuland, Sherwin B. *Doctors: The Biography of Medicine*, Knopf (New York 1988).

Sigerist, Henry E. *The Great Doctors: A Biographical History of Medicine*, Dover
Publications, Inc. (New York 1933, renewed 1971).

26장 "나는 붕대만 감았을 뿐이다."

Ackerknecht, Erwin H. *A Short History of Medicine*, The Johns Hopkins University Press
(1982).

Bishop, William J. *The Early History of Surgery*, Barnes & Noble Books (1995).

d'Allaines, Claude. *Histoire De La Chirurgie*, Presses Universitaires de France (1984).

Haggard, Howard W. *The Doctor in History*, Yale Univ Press (1934).

Nuland, Sherwin B. *Doctors: The Biography of Medicine*, Knopf (New York 1988).

Sigerist, Henry E. *The Great Doctors: A Biographical History of Medicine*, Dover
Publications, Inc. (New York 1933, renewed 1971).

27장 실험으로 혈액 순환론을 증명하다

Fenster, Julie M. *Mavericks, Miracles, and Medicine*, Carroll and Graf Publishers (New York 2003).

Friedman, Meyer and Gerald W. Friedland. *Medicine's 10 Greatest Discoveries*, Yale Univ Press (1998).

Keynes, Geoffrey. *The Life of William Harvey*, Clarendon Press (Oxford 1966).

Nuland, Sherwin B. *Doctors: The Biography of Medicine*, Knopf (New York 1988).

Sigerist, Henry E. *The Great Doctors: A Biographical History of Medicine*, Dover Publications, Inc. (New York 1933, renewed 1971).

28장 병리 해부학의 아버지

Nuland, Sherwin B. *Doctors: The Biography of Medicine*, Knopf (New York 1988).

Sigerist, Henry E. *The Great Doctors: A Biographical History of Medicine*, Dover Publications, Inc. (New York 1933, renewed 1971).

29장 모든 의사의 스승

Garrison, Fielding H. *An Introduction to the History of Medicine*, Saunders (1929).

Sigerist, Henry E. *The Great Doctors: A Biographical History of Medicine*, Dover Publications, Inc. (New York 1933, renewed 1971).

30장 영국 해군을 구한 레몬 주스 한 잔

Clendening, Logan. *Source Book of Medical History*. Dover Publications, Inc. (1960).

Stewart, Corbet P., and Douglas Guthrie. Lind's Treatise on Scurvy. A Bicentenary Volume Containing a Reprint of the First Edition of "A Treatise of the Scurvy" by James Lind, M. D. with Additional Notes, Edinburgh: Univ of Edinburgh Press (1953).

Wootton, David. *Bad Medicine: Doctors Doing Harm Since Hippocrates?*, Oxford Press (2006).

31장 장기의 기본 구조를 밝히다

Garrison, Fielding H. *An Introduction to the History of Medicine*, Saunders (1929).

Sigerist, Henry E. *The Great Doctors: A Biographical History of Medicine*, Dover Publications, Inc. (New York 1933, renewed 1971).

이재담, 『의학의 역사』, (광연재, 2003년).

https://en.wikipedia.org/wiki/Marie_Fran%C3%A7ois_Xavier_Bichat

32장 실험실 의학의 대부

Sigerist, Henry E. *The Great Doctors: A Biographical History of Medicine*, Dover Publications, Inc. (New York 1933, renewed 1971).

Simmons, John G. *Doctors and Discoveries: Lives That Created Today's Medicine from Hippocrates to the Present*, Houghton Mifflin Company (2002).

33장 체온의 재발견

Sigerist, Henry E. *The Great Doctors: A Biographical History of Medicine*, Dover Publications, Inc. (New York 1933, renewed 1971).

34장 열역학 제1법칙을 발견한 의사

Cahan, David. *Helmholtz: A Life in Science*, Univ of Chicago (2018).

Sigerist, Henry E. *The Great Doctors: A Biographical History of Medicine*, Dover Publications, Inc. (New York 1933, renewed 1971).

35장 독일 의학계의 황제

Nuland, Sherwin B. *Doctors: The Biography of Medicine*, Knopf (New York 1988).

Sigerist, Henry E. *The Great Doctors: A Biographical History of Medicine*, Dover Publications, Inc. (New York 1933, renewed 1971).

Simmons, John G. *Doctors and Discoveries: Lives That Created Today's Medicine from Hippocrates to the Present*, Houghton Mifflin Company (2002).

36장 위대한 정치가, 인류학자, 위생학자, 그리고 병리학자

Nuland, Sherwin B. *Doctors: The Biography of Medicine*, Knopf (New York 1988).

Sigerist, Henry E. *The Great Doctors: A Biographical History of Medicine*, Dover
   Publications, Inc. (New York 1933, renewed 1971).

37장 램프를 든 천사

Kazuko Kodama, *Nightingale*, Shimizu Shoin Ltd. (Japan 1999).

Risse, Guenter B. *Mending Bodies, Saving Souls: A history of Hospitals*, Oxford Univ Press
   (1999).

Simmons, John G. *Doctors and Discoveries: Lives That Created Today's Medicine from
   Hippocrates to the Present*, Houghton Mifflin Company (2002).

Strathern, Paul. *A Brief History of Medicine from Hippocrates to Gene Therapy*, Constable
   and Robinson Ltd. (2005).

Straus, Eugine W. and Alex Straus. *Medical Marvels: The 100 Greatest Advances in
   Medicine*, Prometheus Books (2006).

38장 퇴행성 뇌질환의 발견

Bendiner, Jessica and Elmer Bendiner, *Biographical Dictionary of Medicine*, Facts On File
   Ltd. (1990).

Biography of Alois Alzheimer(1864-1915), AOVAD Maya Joint master in neuroscience.

Dr. Alois Alzheimer – His Life and Work, http://hod.kcms.msu.edu

39장 신경 퇴행성 질환의 발견

Bendiner, Jessica and Elmer Bendiner, *Biographical Dictionary of Medicine*, Facts On File
   Ltd. (1990).

Clendening, Logan. *Source Book of Medical History*. Dover Publications, Inc. (1960).

40장 무균법의 시작

d'Allaines, Claude. *Histoire De La Chirurgie*, Presses Universitaires de France (1984).

Haggard, Howard W. *The Doctor in History*, Yale Univ Press (1934).

Hollingham, Richard. *Blood and Guts: A History of Surgery*, Thomas Dunne Books, St Martin's Press (New York 2009).

Lister, Joseph. "On a new method of treating compound fracture, abscess, etc. with observations on the conditions of suppuration", *Lancet* I:326, 357, 387, 507: vol ii p95 (1867).

Nuland, Sherwin B. *Doctors: The Biography of Medicine*, Knopf (New York 1988).

Sigerist, Henry E. *The Great Doctors: A Biographical History of Medicine*, Dover Publications, Inc. (New York 1933, renewed 1971).

Simmons, John G. *Doctors and Discoveries: Lives That Created Today's Medicine from Hippocrates to the Present*, Houghton Mifflin Company (2002).

41장 일본 세균학의 선구자

Kyle, Robert A. "Shibasabro Kitasato − japanese bacteriologist", *Mayo Clinic Proceedings* (1999).

Porter, Roy. *The Greatest Benefit to Mankind*, HarperCollins (1998).

Sri, Kanth S. "The legacy of von Bering and Kitasato". *Immunology Today* 13(9): 374 (September 1992).

42장 보이지 않는 빛의 발견

Fenster, Julie M. *Mavericks, Miracles, and Medicine*, Carroll and Graf Publishers (New York 2003).

Friedman, Meyer and Gerald W. Friedland. *Medicine's 10 Greatest Discoveries*, Yale Univ Press (1998).

Simmons, John G. *Doctors and Discoveries: Lives That Created Today's Medicine from Hippocrates to the Present*, Houghton Mifflin Company (2002).

43장 담도 외과의 개척자

Bernhard von Langenbek(1810-1887), German Surgeon, *JAMA* 200(12): 1124-1125 (1967).

Cesmebasi A. et al., "A historical perspective: Bernhard von Langenbek german surgeon(1810-1887)", *Clin Anat.* 27(7): 972-975 (Oct 2014).

Thorwald, Jürgen. *Das Weltreich der Chirurgen*, Steingrüben Verlag Stuttgart (1957).

44장 안전하고 정확한 수술을 위해

Chiesa, Fausto. "The 100 years anniversary of the Nobel Prize winner Emil Theodor Kocher, a brilliant far-sighted surgeon", *Acta Otorhinolaryngol Ital.* 29(6): 289 (2009).

Morris, J. B., and W. J. Schirmer. "The 'right stuff': Five Nobel Prize-Winning Surgeons", *Surgery* 108 (1): 71-80 (1990).

https://www.nobelprize.org/prizes/medicine

45장 처음으로 심장을 봉합한 의사

Block M. H. "Über wunden des Herzens und ihre Heilungdurch die Naht unter Blutleere." *Verh Dtsch Ges Chir* 2:108 – 10.8. (1882).

Del Vecchio, S. "Sutura del cuore." *Riforma Medica* 11:38 – 40, 50-3.9. (1895).

Rehn, Ludwig. "Ueber penetrirende Herzwunden und Herznaht", *Archive fur Klinich Chirurgerie* 55:315 (1897).

Thorwald, Jürgen. *Das weltreich der chirurgen*, Steingrüben Verlag Stuttgart (1957).

46장 폐와 식도 수술의 길을 열다

Bishop, William J. *The Early History of Surgery*, Barnes & Noble Books (1995).

Sauerbruch, Ferdinand. "Über die aausschulatung der schädlichen wirkung des pneumothorax bei intrathorakalen operation", *Zentralblatt Chirurgie* 31:146 (1904).

Thorwald, Jürgen. *Das Weltreich der Chirurgen*, Steingrüben Verlag Stuttgart (1957).

47장 "이건 마치 하느님의 작품 같군!"

Blalock, Alfred and Helen B. Taussig. "The surgical treatment of malformations of heart in which there is pulmonary stenosis or pulmonary atresia", *JAMA* 128:189 (1945).

Thomas, Vivien T. *Partners of the Heart: Vivien Thomas and his work with Alfred Blalock*, U. Penn. Press (1985).

Timmermans, Stefan. "A black technician and blue babies", *Social Studies of Science* 33:2, 197–229 (April 2003).

48장 전쟁의 상처를 보듬어 준 의사

Hollingham, Richard. *Blood and Guts: A History of Surgery*, Thomas Dunne Books, St Martin's Press (New York 2009).

McDowell, Frank. *The Source Book of Plastic Surgery*, Williams and Wilkins (Baltimore 1977).

Pound, Reginald. *Gillies: Surgeon Extraordinary*, Michael Joseph (1964).

Strathern, Paul. *A Brief History of Medicine from Hipocrates to Gene Therapy*, Constable and Robinson Ltd. (2005).

Thorwald, Jürgen. *Das weltreich Der Chirurgen*, Steingrüben Verlag Stuttgart (1957).

49장 혈액형의 발견

Hayes, Bill. *Five Quaters: A Personal and Natural History of Blood*, Science Books Co. Ltd. Korean Translation (2008).

Landsteiner, Karl and Alexander S. Weiner. "An agglutinable kactor in human blood recognized by Immune sera for rhesus blood", *Proceedings of the Society for Experimental Biology and Medicine*, 43:223 (1940).

Starr, Douglas. *Blood: An Epic History of Medicine and Commerce*, Alfred A. knopf, Inc. (1998).

50장 왕족만 볼 수 있었던 의사

Ackerknecht, Erwin H. *A Short History of Medicine*, The Johns Hopkins University Press (1982).

Garrison, Fielding H. *An Introduction to the History of Medicine*, Saunders (1929).

Porter, Roy. *The Greatest Benefit to Mankind*, HarperCollins (1998).

Sigerist, Henry E. *History of Medicine*, Oxford University Press (1951, renewed 1979).

51장 '검은 땅'의 마술

Garrison, Fielding H. *An Introduction to the History of Medicine*, Saunders (1929).

Porter, Roy. *The Greatest Benefit to Mankind*, HarperCollins (1998).

Sigerist, Henry E. *History of Medicine*, Oxford University Press (1951, renewed 1979).

Sigerist, Henry E. *The Great Doctors: A Biographical History of Medicine*, Dover Publications, Inc. (New York 1933, renewed 1971).

52장 훌륭한 의사의 조건이란 ─고대 편

d'Allaines, Claude. *Histoire De La Chirurgie*, Presses Universitaires de France (1984).

Rűster, Detlef. *Der Chirurg, ein Beruf zwischen Ruhm und Vergessen*, Seemann-Henschel GmbH and Co. KG (1993).

이재담, 『의학의 역사』, (광연재, 2003년).

53장 이발사가 외과를 하던 시절

Bishop, William J. *The Early History of Surgery*, Barnes & Noble Books (1995).

Dr. Thomson's History of Surgery and Medicine, *The New England Journal of Medicine* vol. 4, p271-280 (14 June 1831).

Gonzalez-Crussi, Frank. *A Short History of Medicine*, Random Hous (2007).

Rűster, Detlef. *Der Chirurg, ein Beruf Zwischen Ruhm und Vergessen*, Seemann-Henschel GmbH and Co. KG (1993).

54장 '왕의 법'을 따라

Churchill, Helen. *Caesarean Birth: Experience, Practice and History*, Books for Midwives Press (1997).

Gonzalez-Crussi, Frank. *A Short History of Medicine*, Random Hous (2007).

55장 변방에서 중심지로

Ackerknecht, Erwin H. *A Short History of Medicine*, The Johns Hopkins University Press (1982).

Ludmerer, Kenneth M. *Learning to Heal: The Development of American Medical Education*, Johns Hopkins University Press (1996).

Shryock, Richard H. *The Development of Modern Medicine*, Hafner (1969).

56장 혁명과 함께

Ackerknecht, Erwin H. *Medicine at the Paris Hospital, 1794-1848*, The Johns Hopkins Univ Press (1967).

Hannaway, Caroline and Ann La Berge. *Constructing Paris Medicine*, Amsterdam-Atlanta, (GA 1998).

57장 술통 대신 사람의 몸을 두드렸던 의사

Clendening, Logan. *Source Book of Medical History*. Dover Publications, Inc. (1960).

Reiser, Stanley J. *Medicine and The Reign of Technology*. Cambridge University Press (1978).

Sigerist, Henry E. *The Great Doctors: A Biographical History of Medicine*, Dover Publications, Inc. (New York 1933, renewed 1971).

58장 인두 접종법

Fenster, Julie M. *Mavericks, Miracles, and Medicine*, Carroll and Graf Publishers (New York 2003).

Gonzalez-Crussi, Frank. *A Short History of Medicine*, Random Hous (2007).

59장 최초의 종두법 실험

Friedman, Meyer and Gerald W. Friedland. *Medicine's 10 greatest Discoveries*, Yale Univ Press (1998).

Porter, Roy. *The Greatest Benefit to Mankind*, HarperCollins (1998).

Strathern, Paul. *A Brief History of Medicine from Hippocrates to Gene Therapy*, Constable and Robinson Ltd. (2005).

60장 극미 세계 탐험의 길이 열리다

Mezzogiorno, A. and V. Mezzogiorno, "Marcello Malpighi(1628-1694)", *Am J Nephrol* 1997: 17: 269-273.

Bradbury, Savile. *The Evolution of the Microscope*. Pergamon Press (Oxford 1967).

Friedman, Meyer and Gerald W. Friedland. *Medicine's 10 Greatest Discoveries*, Yale Univ Press (1998).

Reiser, Stanley J. *Medicine and The Reign of Technology*. Cambridge University Press (1978).

Sigerist, Henry E. *The Great Doctors: A Biographical History of Medicine*, Dover Publications, Inc. (New York 1933, renewed 1971).

Wilson, Catherine. *The Invisible World: Early Modern Philosophy and the Invention of the Microscope*. Princeton (1995).

Wootton, David. *Bad Medicine: Doctors Doing Harm since Hippocrates?*, Oxford Press (2006).

61장 환자의 '몸'에 묻다

Clendening, Logan. *Source Book of Medical History*, Dover Publications, Inc. (1960).

Nuland, Sherwin B. *Doctors: The Biography of Medicine*, Knopf (New York 1988).

Reiser, Stanley J. *Medicine and The Reign of Technology*, Cambridge University Press (1978).

Sigerist, Henry E. *The Great Doctors: A Biographical History of Medicine*, Dover Publications, Inc. (New York 1933, renewed 1971).

62장 신장 외과의 시작

Thorwald, Jürgen. *Das Weltreich der Chirurgen*, Steingrüben Verlag Stuttgart (1957).

63장 의사, 뇌를 다루기 시작하다

Bishop, William J. *The Early History of Surgery*, Barnes & Noble Books (1995).

Thorwald, Jürgen. *Das Weltreich der Chirurgen*, Steingrüben Verlag Stuttgart (1957).

64장 고대 이집트 인이 전해 준 지혜

Baker, Jeffrey P. MD, PhD. "Historical perspective – the incubator and the medical discovery of the premature infant". *Journal of Perinatology* 2000; 5:321-328.

Dunn, Peter M. "Perinatal lessons from the past – Stêphane Tarnier (1828-1897), the architect of perinatology in france". *Arch Dis Child Fetal Neontal Ed* 2002; 86:F137-F139.

Mazurak, Magdalena and Malgorzata Czyzewska. "Incubator Doctor and the Dionne Quintuplets: On the Phenomenon of Exhibiting Premature Infants". *Dent. Med. Probl.* 43, 2, 313-316 (2006).

65장 몸속에서 녹는 실

Barr, Justin. "Lister's ligatures", *Jounal of Vascular Surgery* (Nov 2014).

Gibson, T. "Evolution of catgut Ligatures: the endeavours and success of Joseph Lister and William Macewen", *Br. J. Surg.* Vol. 77. 824-825 (Jul 1990).

Holder, Eldred J. "The story of catgut", *Post Graduate Medical Journal* (Sep 1949).

66장 여성도, 남성도 동등하게

Ackerknecht, Erwin H. *A Short History of Medicine*, The Johns Hopkins University Press (1982).

Ludmerer, Kenneth M. *Learning to Heal: the Development of American Medical Education*, Johns Hopkins University Press (1996).

Shryock, Richard H. *The Development of Modern Medicine*, Hafner (1969).

67장 좌절을 딛고 물길을 열다

Delaporte, Francois. *Histore De La Fiêvre Jaune: Naissance de la Mêdecine tropicale*, Éditions
　　Payot (Paris 1989, Japanese translation by Misuzu Shobo 1993).

Gordon, Richard. *Great Medical Disasters*, Curtis Brown Group Ltd. (1983).

68장 사람의 뇌를 들여다보다

Gonzalez-Crussi, Frank. *A Short History of Medicine*, Random House (2007).

Simmons, John G. *Doctors and Discoveries: Lives That Created Today's Medicine from
　　Hippocrates to the Present*, Houghton Mifflin Company (2002).

69장 영생의 열쇠가 될까?

Carrel, Alexis and Charles C. Guthrie. "Successful transplantations of both kidneys
　　from dog into a bitch with removal of both normal kidneys from the latter", *Science*
　　23:394-395 (1906).

Moore, Francis D. *Transplant; The Give and Take of Tissue Transplantation*, Simon and
　　Schuster (1972).

70장 최후의 관문을 열다

Eloesser, Leo. "Milestones in Chest Surgery." *J Thorac Cardio-vasc Surg* 60: 157-165 (1970).

Gibbon Jr., John H. and C. W. Kraul, "An efficient oxygenator for blood", *Journal of
　　Laboratory and Clinical Medicine* 26:1803 (1941).

Hollingham, Richard. *Blood and Guts: A History of Surgery*, Thomas Dunne Books, St
　　Martin's Press (New York 2009).

Johnson, Steven L. *The History of Cardiac Surgery, 1896-1955*, The Johns Hopkins Press
　　(1970).

Le Fanu, James. *The Rise and Fall of Modern Medicine*, Carroll and Graf Publishers (New

York 2002).

Lillehei, C. Walton. "Controlled cross circulation for direct-vision intracardiac surgery, correction of ventricular septal defects, atrio-ventricular communis and tetralogy of Fallot", *Postgraduate Medicine* 17:388–396 (1955).

Schumaker, Jr., Harris B. *The Evolution of Cardiac Surgery*, Indiana Univ Press (1992).

Wangensteen, Owen H. and Sarah D. Wangensteen. *The Rise of Surgery: From Emperic Craft to Scientific Discipline*, University of Minnesota Press (Minneapolis 1978).

71장 "좋았어. 이젠 돌이킬 수도 없게 되었군."

Adler, Robert E. *Medical First: From Hippocrates to the Human Genome*, John Wiley and Sons, Inc. (New Jersey 2004).

Pence, Gregory E. *Classic Cases in Medical Ethics: Accounts of Cases That Have Shaped Medical Ethics, with Philosophical, Legal, and Historical Backgrounds*, 4th Edition (2004).

Schumaker Jr., Harris B. *The Evolution of Cardiac Surgery*, Indiana Univ Press (1992).

Straus, Eugine W. and Alex Straus. *Medical Marvels: The 100 Greatest Advances in Medicine*, Prometheus Books (2006).

72장 거부 반응이라는 벽을 넘어

Fenster, Julie M. *Mavericks, Miracles, and Medicine*, Carroll and Graf Publishers (New York 2003).

Hamilton, David. *A History of Organ Transplantation: Ancient Legends to Modern Practice*, Univ of Pittsburgh Press (2012).

Hollingham, Richard. *Blood and Guts: A History of Surgery*, Thomas Dunne Books, St Martin's Press (New York 2009).

Le Fanu, James. *The Rise and Fall of Modern Medicine*, Carroll and Graf Publishers (New York 2002).

Straus, Eugine W. and Alex Straus. *Medical Marvels: The 100 Greatest Advances in*

Medicine, Prometheus Books (2006).

73장 두 번이나 생명을 준 어머니

Richet, Gabriel. "Hamburger's achievement with Early Renal transplants", *Am J Nephrol* 1997: 17: 315–317.

Michon L., Hamburger J., Oeconomos N., Delinotte P., Richet G., Vaysse J., and Antoine B. "Une tentative de transplantation rénale chez l'homme: aspects médicaux et biologiques". *Presse Med* 1953: 61: 1419–1423.

74장 "노력하고 있는 동안은 실패한 것이 아니다."

Le Fanu, James. *The Rise and Fall of Modern Medicine*, Carroll and Graf Publishers (New York 2002).

Pence, Gregory E. *Classic Cases in Medical Ethics: Accounts of Cases That Have Shaped Medical Ethics, with Philosophical, Legal, and Historical Backgrounds*, McGraw-Hill Humanities/Social Sciences/Languages; 4th Edition (2004).

Straus, Eugine W. and Alex Straus. *Medical Marvels: The 100 Greatest Advances in Medicine*, Prometheus Books (2006).

도판 저작권

찾아보기

위대한 의학사

위대한 의학사

이재담의 에피소드 의학사 ❷

위대한 의학사

1판 1쇄 펴냄 2020년 6월 30일
1판 2쇄 펴냄 2021년 2월 15일

지은이 이재담
펴낸이 박상준
펴낸곳 ㈜사이언스북스

출판등록 1997. 3. 24.(제16-1444호)
(06027) 서울특별시 강남구 도산대로1길 62
대표전화 515-2000, 팩시밀리 515-2007
편집부 517-4263, 팩시밀리 514-2329
www.sciencebooks.co.kr

ⓒ 이재담, 2020. Printed in Seoul, Korea.

ISBN 979-11-90403-14-6 04510
　　　979-11-90403-12-2 전3권